Eckhard Schiffer

WARUM HUCKLEBERRY FINN NICHT SÜCHTIG WURDE

Eckhard Schiffer

WARUM HUCKLEBERRY FINN NICHT SÜCHTIG WURDE

Anstiftung gegen Sucht und Selbstzerstörung bei Kindern und Jugendlichen

Mit Illustrationen von Patrick Wirbeleit

BELTZ

Besuchen Sie uns im Internet
www.beltz.de

10., überarbeitete Auflage 2010

Umschlaggestaltung: Büro Hamburg
Umschlagabbildung: ©Marcy Maloy/Getty Images
Layout und Herstellung: Nancy Püschel
Druck und Bindung: Beltz Druckpartner, Hemsbach
Printed in Germany

ISBN 978-3-407-85905-1

Inhaltsverzeichnis

Vorwort zur 10. Auflage

Wir nahmen noch 'n paar Fische von den Haken, die inzwischen angebissen hatten, und warfen die Angelschnüre wieder aus. Dann machten wir alles zum Mittagessen in unserer Höhle fertig …
Sehr bald wurde es dunkel, und es fing an zu donnern und zu blitzen …
Gleich hinterher fing es an zu regnen, und bald goss es wie mit Eimern.
Und der Wind heulte, wie ich's noch nie gehört hatte. Es war ein richtiges Sommergewitter. Es wurde so duster, dass draußen alles wie in Tinte getaucht aussah. Und dann tauchte ein Blitz alles in helles, goldenes Licht und man konnte für einen Moment Baumkronen erkennen, die ganz weit weg waren.
»Jim, ist das nicht schön?«, fragte ich. »Ich möchte nirgendwo anders sein als hier. Gib mir noch mal 'n Stück Fisch und 'nen heißen Maiskuchen.«

Mark Twain

»Unser Verhalten ist heutzutage umfassend süchtig. Es gibt viele Motive dafür. Es gibt aber auch viele Motive dagegen. Von denen soll in diesem Buch die Rede sein.«

Mehr als zwanzig Jahre später, nachdem ich diese Sätze in das Manuskript von »Huckleberry Finn« geschrieben habe, hat sich das dahinterstehende Konzept weltweit in vielen Ländern durchgesetzt. Gemeint ist das *Salutogenesekonzept* von Aaron Antonovsky, wörtlich übersetzt, das Konzept von der Gesundheitsentstehung. Das Salutogenesekonzept fragt nicht danach, was krank macht – das überlässt es dem Pathogenesekonzept –, sondern was *Gesundheit* entstehen lässt und erhält beziehungsweise bei Krankheit die Genesung fördert. Für die Gesundheit bedeutsame Kräfte können gleichzeitig neben krank machenden Momenten und dauerhafter Behinderung bestehen. Das ist für das Salutogenesekonzept kein logischer Widerspruch.

Dieses Konzept war mir zu der Zeit, als ich das Manuskript vom Huckleberry Finn schrieb, dem Namen nach nicht bekannt. Aber »es lag irgendwie in der Luft«. Schon auf der Konferenz der Weltgesundheitsorganisation 1986 in Ottawa ging es darum, dass eine erfolgreiche Vorbeugung nicht nur aus Warnhinweisen und Präventivschlägen gegen pathogene Faktoren bestehen kann, sondern aktiv *Gesundheit* fördern muss. Daraus entstand dann das Konzept der Gesundheitsförderung, das inhaltlich durchaus Überschneidungen mit dem der Salutogenese aufweist – bei der literarischen Figur des Huckleberry Finn aber vermutlich versagt hätte. Es war ja gerade das Talent von Huckleberry Finn, sich allen wohlgemeinten Einflüssen der Erwachsenen entziehen zu können. Dennoch war ihm das zu eigen, was Antonovsky in seinem Salutogenesekonzept mit *Kohärenzgefühl* beschreibt. Hierfür ein Beispiel: Auf der Flucht vor seinem gewalttätigen Vater kann er sich's dennoch bei einem weltuntergangsnahen Gewitter zusammen mit seinem Freund Jim in einer Höhle wohl ergehen zu lassen, einen prächtigen Appetit entwickeln und sich an den Naturphänomenen erfreuen.

Der Begriff des Kohärenzgefühles ist aus dem Lateinischen abgeleitet und meint so viel wie einen inneren Halt und sinnvollen Lebenszusammenhang zu spüren, sich auch äußerlich gehalten, getragen fühlen und Halt verschaffen können. Ein starkes Kohärenzgefühl ermöglicht, dass ich mich in meiner Welt wohl fühle und mit mir in Selbstübereinstimmung bin. Daher bedarf ich nicht zwingend der Rauschmittel oder Rauschhandlungen, um mich selber besser aushalten zu können, mich weniger schlecht zu fühlen. Der Rausch ist dann nicht mit einer Differenzerfahrung verbunden, die im nüchternen Zustand nach immer neuen Rauschzuständen schreit.

Das Kohärenzgefühl entsteht vom ersten Lebenstag an aus sozialen Beziehungen heraus. Vornehmlich auch solchen, in denen wir uns spielerisch-dialogisch entfalten können und wohlwollend wahrgenommen wissen. Für Huck Finn, als literarisches Vorbild, ereignete sich dies in der Freundschaft mit Jim und den Beziehungen in seiner Peergroup.

Verblüffend war für mich bei der neuerlichen Lektüre des Textes für eine überarbeitete Fassung, wie das Salutogenesekonzept implizit, d. h. eher beiläufig, mitschwingt. Nur an wenigen Stellen bin ich dann beim Bearbeiten des Textes der Versuchung erlegen, dies auch explizit zu verdeutlichen. Die Grundkonstruktion wurde jedoch beibehalten. Sozialpsychologisch bedeutsame Ereignisse, die heute schon länger zurückliegen, wurden jetzt als solche historisch in ihren Kontext eingeordnet. Zugleich wurde ein Bezug zu der darauf folgenden Entwicklung hergestellt. Oder sie wurden gegen zeitnähere Beispiele eingetauscht. Berücksichtigt wurden ebenfalls einige Ergebnisse der Gedächtnisforschung und der Neurobiologie.

Der Text sollte aber auch weiterhin aus sich heraus verständlich sein und zum Lesen motivieren. Und wenn Sie, liebe Leserin und lieber Leser, nach der Lektüre neugierig darauf geworden sind, was Sie selber mit einfachen Mitteln alles anstellen können, damit es in dieser Welt etwas weniger süchtig zugeht, dann wäre das ganz fabelhaft!

Eckhard Schiffer Januar 2010

· I ·

Warum und für wen dieses Buch geschrieben wurde

»In 'nem Haus zu wohnen und in 'nem Bett zu schlafen, das gibt 'nen hübschen Sinn für Sauberkeit. Aber bevor die kalte Jahreszeit kam, brannt' ich manchmal durch und schlief im Wald, und das war für mich immer 'ne Erholung. Die alte Art war mir nun mal die liebste, aber schließlich gewöhnte ich mich auch an die neue 'n kleines bisschen. Die Witwe sagte, ich ›mache mich‹ langsam, aber sicher, und würde mich ganz gut betragen. Sie sagte, sie brauchte sich wegen mir nicht mehr zu schämen.«

Mark Twain

Sucht hat viele Gesichter und auch viele Begründungen. Mit Sucht ist in diesem Buch ein Handeln gemeint, über das ein innerer Zustand des Unglücklichseins, der Spannung und der Unruhe oder der qualvollen Leere verändert werden soll. Selbsthass und innere Friedlosigkeit sollen beendet werden. Angestrebt wird also Befriedigung. Jedoch führt dieser Weg über kurzfristigen Scheinfrieden in die Selbstzerstörung. Und der Weg wird meist weiter beschritten, obgleich die Folgen bekannt sind – trotz »Aufklärung«.

»Weitermachen trotz Selbstzerstörung«, diese Devise gilt sowohl für die Alkohol- und Drogensucht als auch für die Fress- und Magersucht, gleichfalls aber auch für das Auffressen unseres Planeten. Wir machen weiter, obgleich wir wissen, was wir anrichten. Unser Verhalten ist heutzutage umfassend süchtig. Es gibt viele Motive dafür.

Es gibt aber auch viele Motive dagegen. Von denen soll in diesem Buch vorwiegend die Rede sein. Im Wesentlichen geht es also um die Förderung gesunder Kräfte in jedem Menschen als Vorbeugung im weitesten Sinne des Wortes. Vorbeugung gegen die Sucht in ihren verschiedensten Erscheinungsformen – gegen die akute Erkrankung wie auch gegen den Rückfall.

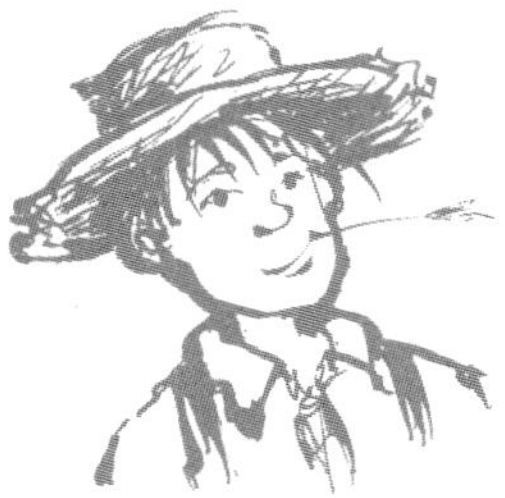

Was hat das alles mit Huckleberry Finn zu tun?

Huckleberry ist in Mark Twains Geschichten um Tom Sawyer der Bürgerschreck – faul, verwahrlost, ohne festen Wohnsitz; der Vater ein gewalttätiger Säufer, von der Mutter ist schon gar nicht mehr die Rede. Nach unseren heutigen Vorstellungen wäre demnach Huckleberry Finn hochgradig gefährdet. Offensichtlich kommt der Huck jedoch gut über die Runden. Der Leser sympathisiert mit ihm, die Geschichten laden ein, sich mit Huck zu identifizieren.

Es ist dabei für unsere Überlegungen ziemlich einerlei, ob Huck nun tatsächlich gelebt hat oder als Phantasiegestalt Mark Twains möglicherweise auch autobiographische

Züge aufweist. Wesentlich ist, was der Schelm Huck in seinem aufsässig-schöpferischen Denken und Handeln vermittelt.

Ein Beispiel: Mit den Schablonen des kindlichen Denkens und Sprechens reproduziert er zunächst den Rassismus seiner Zeit. In seinen gemüthaften Reaktionen auf den »Nigger« Jim und in seinem eigenen Handeln überwindet Huck aber allen Rassismus und stellt sich quer zu seiner Zeit.

Gewiss, idealisiert wird sein Widerspruch zur neurotisierenden amerikanischen Provinzgesellschaft schon, aber auch das ist nicht entscheidend. Wichtiger ist das, was bei dem Leser und der Leserin sich innerlich rührt, wenn Huck von seinem Leben erzählt: Sympathie, Lachen, Wehmut. Huck verdeutlicht die zumeist verdrängte Sehnsucht nach einer Welt ohne krank machende Normen, Regeln und Gesetze, einer eigenen, nicht vorfabrizierten Welt, die mit allen Sinnen erfahren und so in ihrer scheinbaren Banalität zum Abenteuer wird – und zum Abenteuer in der Phantasie einlädt.

Thema dieses Buches ist, wie sich eine solche Rebellion in unserer Gegenwart umsetzen lässt, ohne allzu sehr Außenseiter wie Huckleberry Finn werden zu müssen.

Dieses Buch wendet sich an Eltern und Verwandte, an Erzieherinnen und Erzieher, an Lehrer und Lehrerinnen, Stadtväter und -mütter, kurz an alle, die (noch) mit Kindern zu tun haben. Kinder gehen letztlich uns alle etwas an. Aber sie passen nicht mehr in unsere auf Reibungslosigkeit und kontrollierbare Leistung bedachte Gesellschaft. Von »der Straße« als wichtigem Ort geselliger Selbstentfaltung sind Kinder schon lange wegrationalisiert. Und in den

Kindergärten und Grundschulen werden Kinder wie auch Erzieherinnen und Lehrkräfte immer mehr als programmierbare Objekte missverstanden. Letzteres insbesondere im Zusammenhang mit der deutschen Erregung um die PISA-Testergebnisse. Dass aber erfolgreiches Lernen einschließlich Lebenstüchtigkeit etwas mit lebendiger Begegnung zwischen allen an dem Lernprozess Beteiligten und mit schöpferischer Entfaltung zu tun hat, ist offensichtlich aus dem Blickfeld geraten.[1]

In diesem Buch wird die These vertreten, dass Sucht in ihren verschiedensten Formen oft vermeidbar ist, wenn die Welt unserer Kinder vor Zerstörung bewahrt wird und unsere Kinder ihre schöpferischen Kräfte darin entfalten können. Öde und Langeweile als Vorstadien der Sucht entstehen nur da, wo die poietische[2] Aufsässigkeit unserer Kinder diszipliniert und abgewürgt wird. Die herkömmliche Suchtberatung und -therapie sind teuer und ineffektiv, wenn erst einmal eine Sucht besteht. Sucht ist die Krebserkrankung der Seele.

Auch »Aufklärung« bringt wenig, Polizeieinsatz noch weniger. Die Hilflosigkeit angesichts der menschlichen Tragödien, die oft im Suizid enden, fordert zu neuen Überlegungen hinsichtlich einer wirksamen Vorbeugung, das heißt Immunisierung, gegen die Sucht heraus.

Und noch eine weitere – gutbürgerliche – Überlegung:

---

1 s. a. Schiffer, E. u. H.: LernGesundheit. Weinheim und Basel: Beltz 2004.

2 (griechisch) poieo: mache, schaffe, hier im Sinne von gestalten, vergl. auch Poesie. (In Abgrenzung gegen das heute bereits kommerziell besetzte »kreativ«) poietisch, Sprechweise: peu-e-tisch; poietische Aufsässigkeit, hier als schöpferischer Eigen-Sinn gegen eine übergestülpte Programmatik (siehe auch Anhang)

Der volkswirtschaftliche Verlust durch Krankheit und Siechtum, vergebliche Ausbildung und Umschulung geht in die Milliarden.

Grund genug, um das Augenmerk auf etwas anderes zu richten als auf immer weitere Forderungen nach immer mehr Therapie, das heißt »Folgereparaturen«, deren Notwendigkeit aus einer zerstörten Welt der Kindheit resultiert. Eben diese Welt gilt es zu beeinflussen, damit nicht immer wieder die Zerstörung in einem Kreislauf der Verinnerlichung weitergegeben wird und zu neuer Zerstörung der Innen- und Außenwelt führt.

Solche Kreisläufe sollen an Fallgeschichten von Patientinnen und Patienten verdeutlicht werden. Schwerpunktmäßig sollen jedoch die Möglichkeiten aufgezeigt werden, diese Kreisläufe zu unterbrechen bzw. gar nicht erst entstehen zu lassen.[3]

Dieses Buch will auch etwas provozieren. Es ist eine Einladung zur Aufsässigkeit, zum Abenteuern, zum Tagträumen – mit Rückfahrkarte zur Realität und ihren so genannten Sachzwängen. Realität bleibt dann kein Betonklotz, sondern erweist sich als veränderbar. Sucht meint ein Flüchten in eine Scheinwelt, wodurch der Betonklotz Realität nur noch größer und grässlicher wird.

Dies ist zugleich auch eine Einladung an die Eltern, zusammen mit ihren Kindern die eigenen schöpferischen Kräfte (neu) zu entdecken. Dabei kommt es aber nicht auf ein zensierbares Ergebnis an, sondern auf das Tun selbst: mit-

---

3 Die angeführten Krankengeschichten beziehen sich auf Therapien, die bereits abgeschlossen sind. Die Namen und Daten sowie andere situative Gegebenheiten wurden so weit als möglich verändert, um die Anonymität der Betreffenden zu wahren. Dieses Bemühen kollidierte gelegentlich mit dem Anspruch auf Plausibilität und Authentizität. Im Zweifelsfalle hatte jedoch stets die Schutzbedürftigkeit des Patienten Vorrang.

einander singen, malen, tanzen, toben, Geschichten erzählen – und zuhören können. Darüber kann sich ein starkes Selbstwertgefühl entfalten. Und dann bedürfen die Kinder späterhin auch nicht des Alkohols, um darin ihr schlechtes, mit Selbstverachtung und Scham einhergehendes Selbst(un)wertgefühl aufzulösen.

»Warum trinkst du?«, fragte der Kleine Prinz den Säufer. »Weil ich mich schäme.« »Und warum schämst du dich?« »Weil ich saufe.«

· II ·

Als Seelenarzt zu Gast bei Huckleberry Finn

»Denn, um es endlich einmal herauszusagen, der Mensch spielt nur, wo er in voller Bedeutung des Wortes Mensch ist, und er ist nur da ganz Mensch, wo er spielt.«

Friedrich Schiller

Als Siebenjähriger fand ich die Geschichten um Tom Sawyer und Huckleberry Finn mitunter reichlich gruselig. Später waren die Geschichten sehr anregend: Sommerferien mit einem Floß auf der Hunte und der Weser als großes Abenteuer in den Tagträumen – so wie der Huck auf dem Mississippi ungezwungen und ungebunden leben können ...

Nun, bis zu einem improvisierten Floß aus einer alten Badewanne, die mit Kanistern seitlich stabilisiert wurde, haben meine Freunde und ich es immerhin gebracht. Damit sind wir im Frühjahr auf den großen Entwässerungsgräben im Moor geschippert. Das war genauso gut und aufregend. Mindestens einer ist dann ja auch zur Freude aller in das aromatische Moorwasser geplumpst. Hinterher hockten wir mit tränenden Augen um ein Feuerchen in einer selbst gebauten, windschiefen Bude und freuten uns über unsere Heldentaten. Das soeben Erlebte, Früheres und Zukünftiges kamen in einer Geschichte zusammen, das Erzählen wurde zur Erinnerung an Möglichkeiten. Natürlich spielte das »große Floß« auch eine Rolle dabei. Bretter, Balken und Kanister wurden »besorgt«, gestapelt. Spannend war das und aufregend, konnte aber dennoch vergessen werden, zwischendurch über Schularbeiten, Streitereien und neuen Abenteuern. Aber es blieb immer noch: als Erinnerung an die Möglichkeit.

Gut dreißig Jahre später entwickelten wir[4] im Mitarbeiterkreis unserer Abteilung ein Therapiekonzept für Patienten mit Spielsüchten, »Null-Bock-Syndromen« und Ess-Brech-Krankheiten.

»Inter-Aktionsgruppe« haben wir diese Unternehmung genannt, als »Erlebnistherapie« wird dasselbe an anderen Stellen, zum Beispiel in der Jugendpsychiatrie, bezeichnet.

Hierzu gehören bei uns Fahrten auf einem selbst gebauten Floß, nächtliche Gruselwanderungen durchs Moor, Laubschlachten und vieles mehr.

Die Stimmung, aus der heraus alles geschieht, ist schwer zu beschreiben und lässt sich nicht »organisieren«. Alles kann nur »im Geist der Neugierde, nicht aus dem Geist des Gehorsams heraus« geschehen. Es ist kein Abenteuerurlaub, kein Robinson-Club und kein organisierter Ferienspaß. Ja, was ist es denn eigentlich? Vielleicht am ehesten eine Einladung, Phantasie zu wagen.

---

4 Unter Federführung von Dipl.-Päd. Ulrich Eberth.

Das Problem unserer Patienten mit den eben genannten Krankheiten ist eine leere, öde innere Welt ohne lebendige Phantasie. Deswegen mussten bislang Suchtmittel herhalten, um diese innere Öde aufzubessern.

Die Phantasie des Huckleberry Finn ist alles andere als öde und schlaff. Sein inneres Erleben ist für ihn immer wieder Grund, auf seine äußere Welt zuzugehen, diese auszuprobieren, so wie es ihm selbst gerade in den Sinn kommt. Er kann mit seiner Welt etwas anfangen. Fabelhaft: Schwimmen, Tauchen, Rudern, Klettern, Schnitzen, Fluchtburgenbauen, Zündeln, Raufen, Rennen, Springen – Huck erfährt seine Welt mit all seinen Sinnen und nach seinen Bedürfnissen. Er geht an die Welt heran, wie es ihm Spaß macht. Auf diese Weise kann er dann auch ohne Suchtmittel überleben, wenn er viele Dinge aushalten muss, die ihm ganz und gar nicht Freude bereiten.

Meine Patientin Wiebke hatte mit sechs Jahren ihre erste Käthe-Kruse-Puppe bekommen. Mit der durfte sie aber nur am Sonntag spielen, weil die ja echte Haare hatte. Als sie das mit den »echten Haaren« ausprobieren wollte und sie der Puppe einen prächtigen Bubikopf verpasste, gab es, wie sie sich selber ausdrückte, »Stress«. Die Puppe war weg und lag erst sieben Jahre später mit einer anderen Puppe zusammen auf dem Gabentisch zum 13. Geburtstag – als sie nach Meinung der Eltern vernünftig genug war, damit zu spielen. Statt der Puppe gab es dann schon im Grundschulalter zweimal Klavierunterricht die Woche, einmal Ballett und dreimal Flötenunterricht. Bald spielte sie so gut Flöte, dass sie an Wettbewerben teilnehmen konnte. Zur Freude der Eltern siegte (!) sie bei diesen Wettbewerben wiederholt. Mit ihrer einzigen Freundin, die gleichfalls mit der Flöte meisterhaft umzugehen wusste, spielte sie zusammen – Flöte. Das Problem begann, als die Freundin ebenfalls an den Wettbewerben teilnahm, worüber es zum Krach und zum Bruch der Freundschaft kam. Wenig später legte Wiebke die Flöte beiseite, um sie bis heute nicht wieder anzurühren, nachdem sie bei Bewerbungen an den Hochschulen Beurteilungen bekommen hatte, die ihren Erwartungen an sich selbst nicht entsprachen. Das sei zu kränkend für sie gewesen. »Alles oder nichts« war ihre Devise. Später erkrankte sie an einer Magersucht.

Als Wiebke mit 25 Jahren zu uns in die Klinik kam, fragte ich sie nach ihren Phantasien und Tagträumen und worauf sie sich denn freuen könne. Sie sah mich zunächst sehr erstaunt an, dann schwieg sie lange und sagte: »In meinem Beruf erfolgreich sein.«

Huckleberry Finn hatte Glück, dass er keine Eltern hatte, die aus Sorge um die Zukunft ihrer Kinder diese zu Sklaven machen, diesen – in unserer Zeit, die Leistung vergötzt – Wettbewerb und Leistung aufnötigen, wo Raum für

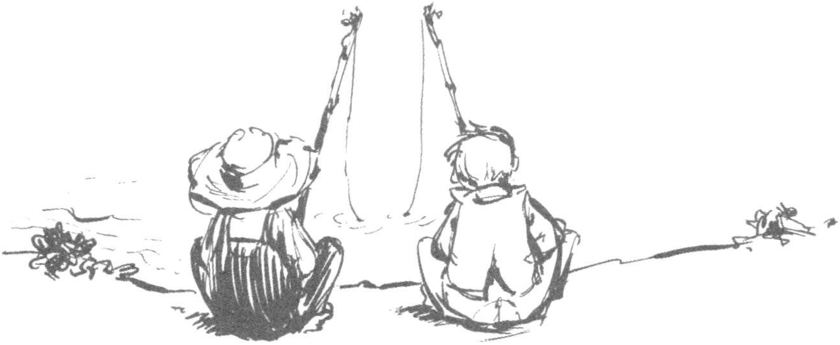

spontanes Spielen, Ausprobieren, Sinnenlust und Spaß erforderlich wäre. Spiel ist alles das, so Schiller, was »weder äußerlich noch innerlich nötigt«. Und in Donald Winnicotts genialem Buch »Vom Spiel zur Kreativität« ist das Ideal vom »wahren Selbst« da angesiedelt, wo Kinder nicht genötigt werden, Fremdinteressen zu bedienen. Wie gegenwärtig zum Beispiel die durch Medien verbreiteten Normen zum Schlankheitsideal oder die an wirtschaftlichen Interessen orientierten Empfehlungen der PISA-Erfinderin OECD. Zu nennen wären auch unreflektierte familiäre Ängste im Hinblick auf Ansehen, Karriere und wirtschaftliche Sicherheit.

Wettbewerbe für Kinder unter dem Motto »Jugend malt, musiziert, turnt, singt, tanzt, reitet …« oder was auch immer sind Ausdruck der Verbissenheit, mit der immer mehr kindlicher Freiraum gegen programmierte Nachmittage und Wochenenden eingetauscht wird. Dazu gibt's noch, das versteht sich von selbst, die Schulaufgaben und gegebenenfalls Nachhilfe, damit in unserem Schulsystem der Sprung in die »weiterführende Schule« oder das gewünschte Studienfach gelingt.

Zumindest gilt dies sehr oft für karriere- und kulturbeflissene Familien. Hier wird eine andauernde innere Friedlosigkeit erzeugt, denn die Leistung der eigenen Kinder steht im Vergleich zu der der jeweils anderen. Die Szene wird von Konkurrenz und Wettbewerb beherrscht. Was ist mein Marktwert? Wie steche ich meinen Konkurrenten aus? Vor solch einem Hintergrund entsteht, Winnicott folgend, das »falsche Selbst«. Und das ist wegen der inneren Friedlosigkeit sucht- oder dopinggefährdet.

Kinder werden aber – das können wir den Eltern, die sich um die Lebenstüchtigkeit ihres Kindes sorgen, vorab schon zusichern – mit Entdeckerlust und Interesse an erkenn- und beeinflussbaren Funktionszusammenhängen bereits geboren.

Daher suchen sie auch im Laufe ihrer Entwicklung Spielsituationen, die einen zunehmenden Anforderungscharakter aufweisen: Balancieren, Klettern, Schwimmen, Malen, Kneten, Fahrradfahren; kooperierend Buden bauen, bei der Essenszubereitung helfen, elterliche Werkzeuge und Computer nutzen … Die Lebensfreude eines Kindes schließt die lustvolle Welt- und Selbsterfahrung vermöge zunehmender motorischer und kognitiver Fähigkeiten mit ein. Hierdurch entsteht ein positiver Zirkel, durch den diese Fähigkeiten noch weiter gefördert werden. All das mag zusammen mit den damit verbundenen Beziehungserfahrungen schon viel von einem »wahren Selbst« ausmachen, das seine Lerntalente ohne Verbiegung optimal entfaltet und dabei gesund bleibt.[5]

Die Chance des spontanen Spielens im Sinne des Fairplay besteht also darin, das Eigene umzusetzen ohne wechselseitige Nötigung. In solch einem Spielen bin ich bereits ich selbst, da brauche ich später nicht das modisch strapazierte Schlagwort der Selbstverwirklichung (die ja oft auf Kosten anderer geschieht). Genötigt werden wir in unserem Leben schon ausreichend. Wird das Spielen noch vorprogrammiert, lernen wir kaum ein ursprünglich Eigenes kennen sowie einen eigenen Sinn zu entwickeln. Und damit lernen wir auch nicht, im Sinne des Fairplay unser spielerisch-dialogisches Gegenüber sich nach seinen Möglichkeiten entfalten zu lassen.

---

5 s. a. Schiffer, E. & H.: LernGesundheit. Weinheim und Basel: Beltz 2004.

Nötigungen haben viele Gesichter, verkleiden sich oft als modische Trends oder Erziehungsideale. Grundmotiv ist zumeist, dass wir – als Eltern – in unserer Lebens-Not den Impuls haben, den Freiraum für das Spielen immer mehr einzuschränken. Das kann auch sehr still und unbemerkt ablaufen. Alles scheint in Ordnung zu sein.

Davon und wie in der Therapie der Freiraum für das Spielen wiedergewonnen werden konnte, soll gleich in dem nächsten Kapitel die Rede sein.

Vielleicht verspürt mancher bei diesem Kapitel zunehmend ein Unbehagen, und es drängt sich die Frage auf: »Was soll denn dieser Unfug, den Huckleberry Finn zu idealisieren? Das ist doch ein armer Teufel, der ohne ein Elternhaus aufwächst! Heißt es nicht immer, wie wichtig die Geborgenheit in dem Elternhaus für die gesunde Entwicklung der Kinder ist?«

Vermutlich würde ein Huckleberry Finn in unserer Gegenwart ganz anders leben. Vielleicht würde er aufgrund der fehlenden »ökologischen Nischen«, das heißt Freiräume wie Wald, Fluss, Floß, auch die meiste Zeit des Tages vor dem Fernseher oder der Playstation sitzen. Vielleicht könnte er uns aber auch noch einige neue Nischen zeigen.

Was an dem literarischen Huckleberry Finn aufgezeigt werden soll, ist, dass ein solches Erleben der Welt mit allen Sinnen – die Erfahrung der eigenen »Kompetenz« – eine fehlende Geborgenheit zum Teil ersetzen kann. Nicht vollständig natürlich, aber Zutrauen in die Welt kann auch auf diese Weise erworben werden.

Dies meint zugleich, dass ich die Fähigkeiten, die in mir schlummern, ausprobiere, ohne dass ich den Interessen und Weisungen eines anderen folge, d. h. mich selbst finde und

»verwirkliche«, indem *meine* Motivation im Spielen umgesetzt wird.

Damit soll also weiterhin aufgezeigt werden, dass elterliche Geborgenheit in einen Würgegriff umschlagen kann, wenn die Eltern aus eigener Not heraus nicht mehr die Bedürfnisse und Interessen ihres Kindes im Auge haben, sondern vorwiegend ihre eigenen Ängste in Schach halten. Von daher wäre weniger Einflussnahme auf das Kind oft mehr. Dies meint aber keinesfalls Gleichgültigkeit oder antiautoritäre Erziehung, sondern ein Bereitstellen von Freiräumen, in denen ein Kind so wie der Huckleberry Finn abenteuern kann und dabei über sich und die Welt etwas erfährt. Diese Freiräume sind jedoch in unserer Welt mit ihrer Technik und ihrem Leistungsdenken nicht mehr selbstverständlich. Die Welt der Kinder ist einbetoniert und zuasphaltiert.[6] Dieses Buch ist eine Aufforderung, mit der Spitzhacke einige Quadratmeter Asphalt herauszuschlagen. Wenn alle Eltern das täten, käme eine ganz schöne Fläche dabei heraus.

6 Damit ist ein bildhafter Wortgebrauch gemeint. Freiräume zum Spielen können für Großstadtkinder auch Hinterhöfe und Graffiti darstellen.

· III ·

Einmal James Dean sein!

»Huckleberry war allen Müttern des Ortes von ganzem Herzen verhasst und wurde von ihnen gefürchtet; denn er war unerzogen, faul, gewöhnlich und schlecht. Aus diesem Grunde wurde er von allen Kindern so bewundert. Seine Gesellschaft war so gesucht und der Wunsch, so zu sein wie er, brannte in ihren Herzen. Tom war, wie alle unerzogenen Knaben, neidisch auf Huckleberrys freies, ungehindertes Leben und hatte strengen Befehl, nicht mit ihm zu spielen. Natürlich spielte er darum erst recht mit ihm, wo immer sich die Gelegenheit dazu bot.«

Mark Twain

Diesem Kapitel muss eine Bemerkung vorangestellt werden, die auch für die anderen Kapitel gilt, in denen es darum geht, was in der Begegnung zwischen Müttern und Vätern mit ihren Kindern alles so geschehen kann. Es kann in der Darstellung einer Lebensgeschichte nicht darum gehen, eine Schuldige oder einen Schuldigen zu suchen oder, wie es bei manchen Therapeuten und auch Bestsellerautoren sehr beliebt ist, ein »motherhunting«, also eine Jagd auf die Mutter, zu veranstalten. Es geht nicht um Schuld, sondern allein um die Frage, was wir ändern können, was wir in Zukunft besser machen können. (Siehe auch Kapitel XV.)

Alle Eltern haben ihr Schicksal, durch das sie geprägt worden sind, über das sie auch – mal mehr, mal weniger – ihre Freiheit zu sich selbst und in der Beziehung zu ihren Kindern verlieren. Die Motive ihres Handelns bleiben dabei in der Selbstverborgenheit, und wohl gemeinte Einwirkungen auf die Kinder finden ihr Hauptmotiv darin, die Angst der Eltern zu beschwichtigen.

Ich habe nur sehr selten Eltern getroffen, die kein Gefühl der Liebe und Zuneigung zu ihren Kindern entwickeln konnten, aber auch das war dann verstehbar aufgrund eben des Schicksals, das diese Eltern erlitten hatten.

Unbeschadet dessen kann zweierlei festgehalten werden:

1. dass die meisten Eltern immer noch die innere Freiheit haben, Wege und Mittel zu suchen, die eigenen Ängste und Einschränkungen zu mildern. Das heißt, in der Regel das Gespräch zum Beispiel mit Freunden zu suchen oder eine Beratung ggf. auch eine Therapie.
2. dass es für die Kinder wichtig ist, im Rahmen einer Therapie Wut auf eben ihre Eltern erleben zu dürfen als Voraussetzung für einen späteren inneren Friedensschluss.

Es gibt also keine perfekten Eltern, auch Therapeuteneltern sind nicht perfekt. Zudem ist es heute schwierig geworden für Eltern, weil so vieles an ihnen zerrt, so weniges selbstverständlich ist, und viele Eltern, insbesondere dann auch die Alleinerziehenden, isoliert leben. Es gibt auch immer weniger die Möglichkeit, im spontanen Gespräch eine Orientierung zu finden, dies umso mehr, als der Abend durchgängig eher dem Fernsehen und dem Internet als dem Gespräch der Eltern untereinander vorbehalten bleibt.

Die folgende Geschichte hat mich besonders bewegt, weil in ihr sehr deutlich wird, wie Sorge und verzweifeltes Bemühen einer Mutter »danebengehen« können.

Herbert hatte das Pech, in der »schlechten Zeit« aufzuwachsen. Die Mutter stellte das mickerige Kerlchen beim Arzt vor, der ein Geräusch über dem Herzen hörte und den Verdacht auf einen Herzfehler äußerte. Kälte, Sport, körperliche Anstrengungen seien zu vermeiden, erklärte der Arzt der besorgten Mutter. Wollmütze, Schal, Handschuhe und warme Strümpfe wurden für Herbert sehr wichtig. Wenn er aus dem Hause stürmen wollte, um zu spielen, wurde er stets zurückgepfiffen und auf seine vollständige Ausrüstung hin überprüft. Er ließ sich's wohl auch ohne größeren Widerspruch gefallen – vielleicht weil er merkte, dass die Mutter entspannter, manchmal sogar glücklich wirkte, wenn sie ihn umsorgen konnte. Sonst war Mutter eher kühl, distanziert, teilnahmslos. Später, nachdem Herbert »aus dem Haus war«, begann Mutter zu trinken und Beruhigungs- und Schlaftabletten zu nehmen. Die letzten 30 Jahre ihres Lebens waren öde und trostlos.

Offensichtlich konnte die Mutter nur über die gesundheitliche Fürsorge ihre Zuneigung und ihre Liebe ausdrücken, eine andere Möglichkeit besaß sie nicht. Sie war gehemmt und verklemmt, musste ihre gemüthaften Bewegungen verbergen und alle Gefühle in sich hineinfressen. Über das frühere Schicksal der Mutter war wenig zu erfahren, Herbert war selber erschrocken darüber, wie wenig er eigentlich von seiner Mutter wusste, wie wenig diese ihm von sich selbst erzählt hatte. Auch vom Vater gab es wenig zu erzählen. Dieser war aus beruflichen Gründen sehr oft nicht zu Hause gewesen. Herbert ist ein braves Kind, zieht sich warm an, geht nicht so weit weg, ist abends pünktlich. Nur einmal, als er in eine Rauferei verwickelt wird, wirft er mit einem Stein so unglücklich, dass er einen Klassenkameraden am Kopf trifft. Entsetzt läuft er nach Hause und verkriecht sich vierzehn Tage im Bett, gesundheitliche Beschwerden vortäuschend. Mutter versorgt ihn gern.

Bis zum Abitur bleibt er »brav«. Dann nimmt er sich in der Nähe des Elternhauses ein Zimmer und beginnt ein wildes Leben: Frauen, Alkohol und wilde Fahrten mit dem Auto. Gleichzeitig spürt er – wenn er nüchtern ist – seit dem Auszug aus dem Elternhaus häufiger einen Drehschwindel, verbunden mit Angstzuständen. Nicht lange Zeit darauf lernt er seine spätere Frau kennen, mit der er bald zusammenzieht. Seitdem leidet er an massiven Klaustrophobien, das heißt Ängsten, z. B. an der Kasse im Supermarkt. Wie gewohnt bekämpft er diese Ängste zunächst mit Alkohol, dann zusätzlich mit Beruhigungsmitteln, ist dabei jedoch immer noch beruflich erfolgreich und ein fürsorglicher Familienvater.

Dies hält er gut getarnt lange Zeit durch. Als er dann jedoch merkt, dass der Alkohol- und Tablettenkonsum eine Eigengesetzlichkeit gewinnen, das heißt, dass er ohne Betäubungsmittel gar nicht mehr vernünftig leben kann, wird er bei uns vorstellig. Im Gespräch wirkt er freundlich zugewandt, verbindlich, dann jedoch wieder distanziert und distanzierend.

Sehr angepasst, streckenweise geflissentlich, wirkt er zu Beginn der Therapie. Er bringt einen Schreibblock mit und notiert sich die wichtigsten Sätze. Nach einem Jahr ändert sich das. Herbert fängt an zu motzen, ist mit den Ergebnissen der Therapie nicht mehr einverstanden. Er erwartet von mir, nachdem er jetzt keinen Alkohol mehr trinkt und auch keine Beruhigungstabletten mehr nimmt, dass ich ihm einen »Trick« zeige, wie er auch vom Rauchen loskommen könne. Er habe da gehört, es gäbe so etwas wie ein Nikotinpflaster.

Ohne dass ich den Impuls abfangen könnte, zeige ich ihm einen Vogel, und, da dies nun mal geschehen war, setze ich noch einen drauf: »Ganz schön bescheuert« fände ich das. Er schaut mich etwas erstaunt und ein bisschen erschreckt an, dann lachen wir beide. Das Lachen schafft den Übergang zwischen meiner ziemlich pubertären Reaktion und der darauffolgenden, wieder ernst gemeinten Äußerung, dass ich hinsichtlich des Rauchens für ihn schon die Möglichkeit sehen würde, spätestens zu diesem Punkt der Therapie aus dem Gebrauch seiner eigenen Freiheit heraus mit dem Rauchen aufzuhören, das heißt voll kompetent und eigenständig für sich entscheiden zu können. Ich wollte nicht den Fehler seiner Mutter wiederholen, auch da noch für ihn zu sorgen, wo er ganz gut alleine für sich zuständig sein könnte. Ich wollte ihm die Mütze nicht hinterhertragen.

In der Folgezeit taucht das Thema Raucherentwöhnung immer wieder auf. Oft ist der Hinweis darauf, wie sehr er sich doch schädige, in einem unterschwellig vorwurfsvollen Ton gehalten, wobei wir uns dann, wenn der Vorwurf mitgeteilt worden war, meistens freundlich anlachen.

Seit diesem Ereignis ähnelte unsere Beziehung in mancherlei Hinsicht der, die ich zu dieser Zeit zu meinen eigenen drei Kindern im Alter zwischen 12 und 18 Jahren hatte – und die mich auch gerne kritisierten.

Ein halbes Jahr später berichtete Herbert über folgenden Traum:

»Ich befinde mich (als Erwachsener) in der Wohnung meiner Eltern. Ich knie auf dem Fußboden und stütze mich mit den Händen ab. Meine Mutter sitzt wie eine Reiterin auf meinem Rücken, und ich schaukele sie vor und zurück. Sie hat offensichtlich Angst vor dem Herunterfallen. Zum Schluss kommt mein Vater herein und lächelt. Das Lächeln scheint mir zu gelten. Dann Wechsel: ein Spielplatz, Kinder machen sehr viel Lärm, schreien und kreischen unbeherrscht.«

Herbert entdeckt tatsächlich seine Kompetenz, die ich ihm spontan zutraute; er wirft offensichtlich seine Mutter ab, die ihm im Genick saß. Gleichzeitig registriert er, dass er nicht mehr »wie besessen« arbeiten muss, wenn er in seiner Hobbywerkstatt Möbel anfertigt oder in seinem Haus etwas arbeitet. Früher hätte es sich immer so verhalten, dass er zwanghaft ohne Pause und bis zur Erschöpfung bzw. Fertigstellung des Produktes arbeiten musste, ohne Punkt und Komma. Jetzt könne er bei der Arbeit verweilen, auch der Prozess, nicht nur das fertiggestellte Produkt habe für ihn Bedeutung. Er habe auch Zeit gefunden zu lesen. Er lese viel in seinen alten Kinder-, Abenteuer- und Märchenbüchern.

Eines Tages kommt Herbert freudestrahlend zur Therapie und berichtet, dass er seit einigen Wochen ein neues Hobby habe. Er habe jetzt viel Zeit, könne zwischendurch aufhören, darüber nachdenken und viel Freude auch am Geschehen selbst erleben. Gemeint ist sein neues Bildhauer-Hobby. Mit Hammer und Meißel bearbeitet er mit viel

Liebe den Sandstein und kommt dabei zu einem regelrechten »Zwiegespräch« mit dem Material, das er formt. Einige Wochen später bringt er folgenden Traum mit:

> »Ich gehe als James Dean mit der Zigarette schräg im Mundwinkel durch die Straßen meiner Heimatstadt, und meine Eltern schauen mir aus dem Fenster zu. Ich finde mich schick, denn ohne Zigarette geht gar nichts mehr.«

Wir müssen beide wieder lachen. Herbert meint dann:

> »Wahrscheinlich habe ich meine Mutter ganz schön provoziert, für die war es seinerzeit schon ein Schock, als ich mit dem Rauchen anfing... Das war die Zeit, als ich aus dem Haus ging. In dem Traum bin ich wohl eher so ein 15-Jähriger. Ich hätte nie gewagt, in irgendeiner Form meine Mutter zu provozieren.«

Herberts Problem war ein innerer, unbewusster Konflikt. Einerseits drängte es ihn, eigenständig, ohne ständige Vorschriften zu leben, auch mal »ganz wild«. Andererseits hatte er Angst, die Sicherheit und Geborgenheit zu verlieren, die er in der Beziehung zu seiner Mutter erfahren hatte – denn diese gab es nur, wenn er brav war.

Spiegelbildlich dargestellt bedeutet dies: einerseits hatte er Sehnsucht nach Nähe, andererseits Angst, gekrallt, vereinnahmt, eingeengt zu werden. Diese Angst stand hinter seiner Klaustrophobie (Angst in geschlossenen engen Räumen).

Alkohol- und Tablettenrausch lösten diese Ängste, vermittelten das Gefühl von Freiheit. Im Rausch durfte er eigensinnig sein, ohne Angst vor Strafe. Der Rausch ermöglichte es ihm auch, Nähe auszuhalten ohne Angst, gekrallt oder eingeengt zu werden. Sein zunächst geheimer, dann träumbarer Traum war, wie James Dean trotzig den Eltern gegenüber aufbegehren zu können und dennoch – vor aller Welt – geliebt zu werden.

In der Therapie konnte er seine Pubertät zum Teil »nachholen«, einen Eigen-Sinn entwickeln, ohne befürchten zu müssen, dass er verstoßen würde. So konnte er die reglementierende Mutter, die ihm im Genick saß, »abwerfen«. Er begriff auch, dass er mit der Zigarette nicht die innere Freiheit kaufen konnte.

Gefördert und gleichzeitig widergespiegelt wird der therapeutische Prozess durch seine manuell-schöpferische Tätigkeit. Anfangs noch angetriebener Sklave eines vorgegebenen Plans, wird er später frei für eine »dialogische« Beziehung zu seinem Werk. Er »macht« nicht, er lässt sich von seinen eigenen Motiven ansprechen, gleichzeitig auch von der Beschaffenheit des vor ihm liegenden Materials. Um sich frei zu fühlen, braucht er nicht mehr den Rausch. Es findet eine Wandlung statt von der Selbstzerstörung zum aufsässig-poietischen (gestaltenden) Denken und Handeln hin.

Herbert stand schon auf der Kippe zu einer schweren Suchterkrankung. Hätte er Alkohol und Tabletten noch weiterhin genommen, wäre es sehr wahrscheinlich zu einer Hirnatrophie (Hirnschrumpfung) gekommen. Durch diese wird die Eigensteuerungsfähigkeit erheblich herabgesetzt, und die Prognose verdüstert sich noch mehr. Sein weiteres Schicksal hätte vermutlich dann dem seiner Mutter geähnelt. Entscheidend war, dass er im Denken und Handeln die verinnerlichten Befehle abschütteln konnte. Nicht zufällig gehört zu der Traumszene, in der er beginnt, die Mutter abzuschütteln, ein Platz mit schreienden und spielenden Kindern.

Es ist die Welt des Huckleberry Finn, die hier beginnt. Diese setzt sich fort im eigenen Gestalten, nachdem er seine Mutter als »Dressurreiterin« erst einmal abgeschüttelt hat. Er braucht dann auch nicht mehr den selbstzerstörerischen Rausch, um sich frei zu fühlen.

Was hätte in Herberts Jugend anders laufen können?

Eine solche Frage zu stellen bzw. heute beantworten zu wollen ist sicherlich nicht unproblematisch. Es ist eben vieles »schicksalhaft« abgelaufen, auch die diagnostischen und therapeutischen Möglichkeiten, die damals dem Arzt zur Verfügung standen, unterschieden sich deutlich von den heutigen Möglichkeiten.

Aber vielleicht ist es eine Überlegung wert, zu phantasieren, was der Arzt seinerzeit Herberts Mutter hätte empfehlen können, wenn er etwas von der familiären Situation, insbesondere etwas von der Beziehung zwischen Herbert und seiner Mutter gewusst hätte.

»Der Junge sollte sich jeweils der Witterung entsprechend anziehen, Erkältungskrankheiten wird er aber nicht ganz vermeiden können, wenn er sie hat, dann stecken sie ihn ins Bett. Ansonsten sollte er aber mit seinen Klassenkameraden und Freunden spielen können, auch Fußball (er muss ja nicht gerade Mittelstürmer sein), Räuber und Gendarm, lassen Sie ihn sich so bewegen, wie er Lust hat, das ist für seine Entwicklung ungeheuer wichtig. Fesseln Sie ihn nicht ans Zimmer. Wenn es draußen schlechtes Wetter ist und Sie zu viel Angst haben, ihn nach draußen zu schicken, schaffen Sie ihm eine Möglichkeit, in der Wohnung etwas anzustellen: sägen, hämmern, nageln, malen mit Buntstiften, kneten mit Knetgummi oder Pappmaché… Sprechen Sie über Ihre Ängste mit Ihrem Mann oder kommen Sie zu mir, wenn Sie Fragen und Sorgen haben. Auch der Vater sollte sich um das Kind kümmern, das ist wichtig für seine männliche Identität. Wenn er mit dem Bewusstsein, einen Herzfehler zu haben, aufwächst, ist diese männliche Identität eher brüchig. Von daher ist es also ganz wichtig, dass er viele Möglichkeiten hat, sich zu erproben, aber schreiben Sie ihm dies nicht vor (das machen Sie sowieso schon mit Ihren Gesundheitsvorschriften). Schaffen Sie ihm nur Möglichkeiten, versuchen Sie nicht, ihn zu zwingen. Achten Sie nicht zu ängstlich auf ihn, Sie werden sehen, es wird schon gut gehen.«

Im Rahmen der Therapie konnte Herbert dies zum Teil nachholen und über seinen wiederentdeckten Eigen-Sinn einen eigenen Sinn und damit auch seine Identität finden.

Um die grundsätzlichen Möglichkeiten, vor aller Therapie einen Eigen-Sinn zu fördern – als Grundlage für das Bewusstsein einer eigenen Identität –, geht es im nächsten Kapitel.

· IV ·

Vom gesunden Eigen-Sinn

»Das Absterben der Kinderzeichnung ist vielleicht einer der frühsten Beweise für eine allgemeine Selbstentfremdung, das heißt Degenerationserscheinung im Leben des modernen Menschen.«

Hans Meyers

Ein Element unserer therapeutischen Märchengruppe[7] – zu einem ganz oder teilweise vorgetragenen Märchen wird von einigen Teilnehmern ihr jeweils eigenes, inneres Bild dargestellt – habe ich schon bei den verschiedensten Anlässen verwenden können, so bei Fortbildungsveranstaltungen mit Kollegen, Treffen von Selbsthilfegruppenleitern oder auch im Rahmen von Gemeindeabenden. Dabei erscheint es als nicht besonders erstaunlich, dass diejenigen, die mit diesem Verfahren noch nicht vertraut waren, Hemmungen hatten, von ihren inneren Bildern zu berichten. Dies hatte jedoch nicht nur etwas mit Hemmungen zu tun, vor einer Gruppe zu berichten, sondern vor allen Dingen auch damit, dass etwas Inneres, häufig auch stark Gefühlsbelade-

7 Diese stellt eine Abwandlung der von A. Drees entwickelten »prismatischen Balint-Gruppe« dar; Federführung: Dipl.-Psych. Rudolf Süßke.

nes wie ein Bild »veröffentlicht« bzw. die Phantasie gehütet werden sollte.

Leichter wäre es gewesen, etwas Äußeres, für alle Sichtbares zu beschreiben – so, als ob man sich seiner Phantasien schämen müsste.

In der Philosophie der Spätaufklärung und der Romantik hieß die Phantasie noch »produktive Einbildungskraft des Menschen« und genoss eine sehr große Wertschätzung. Erst in der Folgezeit, in der die Wahrheit mit dem äußerlich Beschreibbaren und naturwissenschaftlich Erfassbaren verwechselt wurde, verlor die Einbildungskraft immer mehr an Bedeutung. Heute ist es sehr abwertend gemeint, wenn man sagt: »Das bildest du dir bloß ein.« Phantasie wird heute von vielen nur noch als ein geduldetes Reservat des Kindesalters betrachtet. Dieses muss jedoch sogleich kommerziell ausgeschlachtet werden oder als Alibi für vielerlei Produkte dienen, die allerdings nicht die Phantasie fördern, sondern den Rest derselben eher »plattwalzen« oder zumindest noch weiter einengen.

Besonders deutlich zeigt sich dies beim häufigen Computerspielen, das ohne ausreichend korrigierende Spielerfahrung mit allen Sinnen in eine krankhafte Computerspielsucht einmünden kann. Bei den so genannten Killerspielen kann die Phantasie auf Gewalthandlungen hin eingeengt und zugleich die Unterscheidbarkeit von Innen- und Außenwahrnehmung eingeschränkt werden (siehe auch Kapitel X und XIII).

Eine Sonderstellung nimmt in diesem Zusammenhang offensichtlich die Fantasy-Literatur einschließlich der Harry-Potter-Bücher ein. Sie erweist sich über die Adoleszenz hinaus nicht nur als Reservat in einer entzauberten Lebenswelt, sondern fördert mit dem gedruckten Wort die Produktion *eigener innerer* Bilder. Und eben diese sind für die weitere Freude am Lesen wie auch für eine lebendige Innenwahrnehmung hochbedeutsam. Inwieweit mit dieser Literatur in einer eher magisch-regressiven Weise auch religiöse Grundbedürfnisse in der metaphysischen Obdachlosigkeit unserer Gegenwart bedient werden, sei hier als Frage aber nur angerissen und nicht weiterverfolgt.

Die »Bauhaus-Sachlichkeit«, die in den 20er-Jahren noch einen kreativen Entwurf gegen überladenen Kitsch meinte, verkam zur einbetonierten Öde und Gesichtslosigkeit im Wiederaufbau der Städte nach dem Zweiten Weltkrieg. Erst in der so genannten Postmoderne zeigt sich unter dem Schlagwort »Anything goes« wieder mehr »Verspieltheit« in den architektonischen Formen. Dennoch bleibt die Phantasie in der Verbannung. Sachliches Denken, das dem äußerlich Beschreibbaren und in methodischer Rekonstruktion Überprüfbaren verpflichtet ist, ist weiter gefragt. Die Probleme der Zeit werden unter dem Modewort »Sachfragen« oder als Rechenexempel für Wirtschaftswachstum abgehandelt bzw. abgewehrt. Solch ein Denken, das die Phantasie sowohl mit ihren konstruktiven wie auch destruktiven Anteilen ausblendet, hat uns dann nicht nur konsum- und besitzgierige, der Langeweile ausgelieferte, suchtgefährdete Zeitgenossen gebracht, sondern sehr wahrscheinlich auch die Weltwirtschaftskrise 2008 mit bewirkt.

Die Entwertung und Verbannung der Phantasie macht blind. Umso mehr gilt Paul Klees bekannter Satz, dass über das bildnerische Gestalten das Unsichtbare sichtbar gemacht werden könne. Aus unserer Perspektive heraus ließe sich der Satz noch dahingehend ergänzen, dass über das bildnerische Gestalten auch das Verlorengegangene wiedergefunden werden könnte. Gerade Paul Klee, dem ehedem Infantilismus vorgeworfen wurde, dass er »Kinderkram« male, hat in seinen theoretischen Schriften deutlich machen können, wie noch ungebändigte kindliche Ausdrucksformen in das bildnerische Gestalten eingehen und dort (gut) aufgehoben sind.

Im bildnerischen Gestalten treffen bewusste Reflexion und archaische Ausdruckslust aufeinander. Der Sprache Nietzsches angenähert hieße das, dass apollinische und dionysische Kräfte zusammenstoßen.

Für unsere weiteren Überlegungen ist es nun sehr wichtig, zwischen dem zu unterscheiden, was ein Bild als Kunstwerk und ein Bild als Gestaltung des persönlichen Ausdrucks meint.

Letzteres wird in Ersterem stets enthalten sein, sofern der Künstler nicht aus wirtschaftlicher Not heraus »gefällige« Kunst (re)produziert und auf diese Weise keine Auseinandersetzung mit seinem Werk mehr anfordern kann.

Ein Bild als Kunstwerk stellt auf alle Fälle in seiner Vermittlung von Apollinischem und Dionysischem eine großartige Leistung dar, die dann jedoch zwangsläufig in Konkurrenz zu den Leistungsansprüchen anderer Künstler treten muss.

Leistung und Konkurrenz sind aber für den persönlichen Ausdruck Gift, solange nicht die Lust und der Spaß daran als Selbstverständlichkeit »in Fleisch und Blut« übergegangen sind. Gerade beim bildnerischen Gestalten können die Kinder durch Zensuren, Reglementierungen, Belehrungen und Selektion beschämt und entmutigt werden, so dass die wenigsten am Ende ihrer Schulzeit noch spontane Lust daran haben.

> »In den ersten zwei Klassen schauen auch Kinder, die nach unserem Leistungsmuster die schwächsten Bilder angefertigt haben, immer noch darauf, ob ihr Bild aus der jeweiligen Kunststunde mit in der Klasse oder dem Flur aufgehängt worden ist. Wichtig ist für die Kinder dabei die wechselseitige Vorstellung ihrer Bilder, mit denen sie sich noch unbefangen identifizieren können. Eine Auswahl der besten Bilder für irgendwelche Ausstellungen bedarf immer einer vermittelnden Erklärung.«

Dies berichtete meine Frau aus ihrem Kunstunterricht.

Für den erwachsenen Künstler können wir nur hoffen, dass er Konkurrenz und Zensuren einigermaßen aushalten kann. Gleichwohl dürften wirtschaftliche Not und damit verbundene Gefälligkeitskunst auch bei ihm wie ein schleichendes Gift wirken.

Vom Kinde und dem um seine Kindheit betrogenen Patienten dürfen wir jedoch nicht die Toleranz von Leistungsdruck und Konkurrenz erwarten. Hier gilt, dass bei einem Bild die Gestaltung – des persönlichen Ausdrucks – selbst, der Prozess also, im Vordergrund steht und nicht das Produkt als Spitzenleistung.

Die immer wiederkehrende Gestaltung des eigenen Ausdrucks meint etwas Eigen-Sinniges, in das kein anderer hineinzureden hat – weder Eltern und Erzieherinnen noch Lehrer und Lehrerinnen. Das schließt auch ein un-verschämtes

Verhältnis zur eigenen Phantasie mit ein. Leider wird – wie in den anfangs beschriebenen Situationen deutlich wurde – unser Verhältnis zur Phantasie immer verschämter.

Die Pflege der schöpferischen Entfaltung im Malen meint die Pflege eines un-verschämten Eigen-Sinnes. Erlebt sich ein Kind in einem solchen Eigensinn akzeptiert, wird es auch den Eigensinn anderer leichter akzeptieren können – so wie die Kinder im Kunstunterricht nicht nur ihre eigenen Bilder vorstellen, sondern ebenfalls interessiert die Bilder ihrer Klassenkameraden und Klassenkameradinnen anschauen und besprechen. Abwertend gemeinte Kommentare gibt es nur äußerst selten.[8] (Das Gleiche gilt grundsätzlich auch für das Vortragen eines eigenen Aufsatzes oder die Interpretation eines Gedichtes, nicht aber für das Vorlesen eines Diktates.)

Bilder stellen etwas Eigenes dar, wobei auch das im Unterricht vorgegebene Thema und Material die Eigenheit des Bildes nicht beeinträchtigen. Eher verdeutlicht der Kontrast zwischen dem eigenbestimmten Weg des Gestaltens und dem vorgegebenen Thema und Material nur noch mehr die Freiheit des Weges.[9]

Leider ähnelt der Kunstunterricht an der Schule viel zu oft mehr einem Bilddiktat als einem Frei-Raum für das eigene Gestalten. Als Ergebnis hängen dann 25 einander sehr ähnliche Bilder an der Wand. Diese lassen sich zwar wie

---

8 »Gelingt es ihm (dem Du, E.S.), seinen persönlichen intermediären Bereich (...) zu genießen, so können wir unseren eigenen entsprechenden intermediären Bereich zur Kenntnis nehmen und uns freuen, wenn wir Überschneidungen entdecken.« Donald W. Winnicott, Vom Spiel zur Kreativität, S. 24.

9 Bei Kindern mit geringem Durchhaltevermögen erscheint es als sinnvoll, diese auf ihrem Weg gelegentlich zu begleiten, um nicht nur »Husch-husch-Bildchen« entstehen zu lassen, die bereits nach fünf Minuten abgegeben werden.

Diktate und Mathematikarbeiten leichter vergleichen und zensieren, die lustvolle Erfahrung am Eigensinn, die lustvoll erlebte Unterscheidbarkeit finden nicht statt. Die Kinder sagen dann nicht mehr: »Guck mal, das ist mein Bild!«, sondern: »Mein Bild ist besser.«

Ein aus freier Gestaltung heraus unterscheidbares Bild meint also zweierlei:

- die lustvoll erfahrene Freiheit in der Gestaltung und
- die Demonstration eines »Schau her, das ist meins, das bin ich!«.

Und es sind ja gerade Freiheit und Identität, die im Schulunterricht am ehesten verloren zu gehen drohen! Fast könnte man sagen, dass sich im Leben eines jeden Kindes während der Schulzeit genau das in Kurzform wiederholt, was sich im gesellschaftlichen Bewusstsein im Verlaufe des 19. Jahrhunderts vollzogen hat: eine Entwertung der produktiven Einbildungskraft. Mit dieser Entwertung geht zwangsläufig eine Entwertung der Unterscheidbarkeit, das heißt auch der Individualität des Kindes, einher.

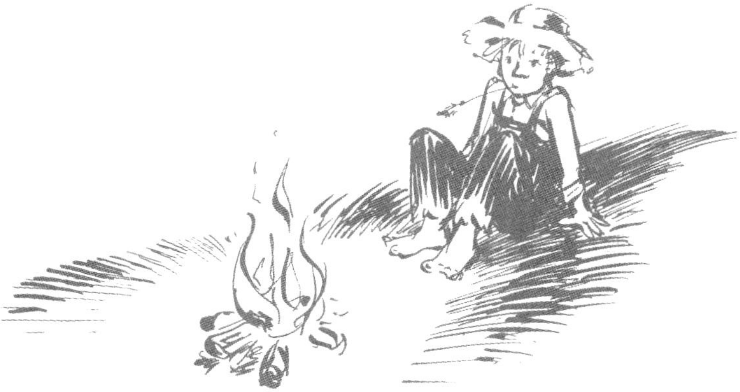

Der Satz »Guck mal, das ist mein Bild« verweist auf die frühesten Szenen, in denen das Kind Unterscheidbarkeit probt. Gemeint ist in der Formulierung Donald W. Winnicotts der »Intermediärraum«. Dieser umfasst zunächst den Lebensabschnitt zwischen »Daumenlutschen und Liebe zum Teddybären«. In dieser Zeit beschäftigt sich das Kind mit Gegenständen, die nicht Teil des kindlichen Körpers sind, jedoch vom Kind noch nicht völlig als zur Außenwelt gehörig anerkannt werden. Bei diesen »Übergangsobjekten« kann es sich um einen Bettzipfel, ein Tuch, ein Kissen oder eine weiche Puppe handeln. An denen nuckelt, saugt und zerrt das Kind mit wütenden oder zärtlichen Lauten.

> »Die Eltern entdecken, wie wertvoll es für das Kind geworden ist, und nehmen es auf Reisen mit. Die Mutter lässt zu, dass es schmutzig wird und sogar zu stinken beginnt, denn sie weiß, dass sie mit einer Reinigung die Kontinuität der Erfahrung des Kindes unterbrechen und damit die Bedeutung und den Wert des Objektes für das Kind zerstören würde.«

Winnicott vertritt weiter die These, dass zu jeder Zeit im Leben des Menschen die Befreiung von dem Druck der äußeren Realität – in unserem Fall von dem Schulstress – »nur durch einen nicht in Frage gestellten intermediären Erfahrungsbereich (in Kunst, Religion usw.) geboten wird. Dieser intermediäre Bereich entwickelt sich direkt aus dem Spielbereich kleiner Kinder«. Die Übergangsobjekte und die Weise der Beschäftigung mit diesen, die Übergangsphänomene, finden sich auch in den Freiräumen älterer Kinder und Erwachsener.

Auch Bilder haben so gesehen den Charakter eines Übergangsobjektes. Der wütende Strich durch das Bild, das plötzliche Zerknüllen des Papiers – das darf nur das Kind selbst, nicht der Lehrer!

Ein Ausflug in den Intermediärraum bedeutet jedoch nicht nur bloße Erholung. Es geschieht noch viel mehr, was sich am ehesten mit einem Vergleich beschreiben lässt: In den großen und kleinen Grenzzonen der Natur, wie zwischen Wald und Wiese, Feldrand und Flusslauf, zeigt sich die reichhaltigste Artenvielfalt. Diese nimmt noch zu, wenn die Grenzen wie zwischen Festland und Meer durch Ebbe und Flut periodische Veränderungen erfahren.

Ein Pendeln im Sinne eines Grenzverkehrs zwischen dem Raum der äußeren Realbelastungen und dem Intermediärraum führt zu einer dauerhaften innerseelischen »Artenvielfalt«, einer Bereicherung, die sich auch außerhalb des Intermediärraumes zeigt.

Wesentlich ist dabei nicht allein die Dauer des Aufenthaltes im Intermediärraum, sondern insbesondere auch die Häufigkeit des Pendelns, das heißt die Häufigkeit der Aufenthalte im Grenzbereich.

Für die Schule hieße das zum Beispiel ganz konkret, die Kunststunden – aber auch die Musik-, Werk- und Sportstunden – so zu legen, dass sie zwischen den »Paukfächern« liegen. Sind die kreativen Fächer leistungsfrei, also im oben beschriebenen Sinne Intermediärräume, ermöglicht dies den zu Artenvielfalt führenden Grenzverkehr. Innere Artenvielfalt, d.h. eine reiche, lebendige Phantasie, lässt dann auch den Frust von Latein- und Mathestunden besser aushalten, ohne dass hinterher (oder schon während des Unterrichtes) suchtmäßige »Dröhnungen« (siehe Kapitel XIV) erforderlich sind.

In der Therapiesprache meint dieses Pendeln eine sinnvoll gesteuerte Regression oder ein Oszillieren zwischen Regression und Progression. Dabei sind Regression und Progression jedoch nicht klar voneinander geschieden, sondern wie im Wattenmeer gibt es Gebiete, die leicht, andere, die mehr oder gar nicht überflutet sind – je nach Stand von Ebbe und Flut und Art der Wellenbewegung.

Die Möglichkeiten des Malens für eine gesunde Entwicklung können also kaum überschätzt werden, wenn man das schöpferische Gestalten vom Leistungsdenken freihalten kann – in der Schule wie in der Klinik.

Insofern ist es auch verfehlt, von Kunsttherapie zu sprechen, wenn es um das leistungsfreie, schöpferische Gestalten geht. Allerdings kann es auch eine Form der Kunsttherapie geben, die in der Rezeption und der Verarbeitung eines Kunstwerkes besteht. Dies wäre aber ein anderes Feld.

Uns interessiert das hilfreiche Moment im leistungsfernen prozessorientierten Gestalten, sei es in der Schule oder in der Klinik. Dieses Moment ermöglicht einen unverschämten Eigensinn, der auch den Eigensinn des anderen gelten lassen kann. Aber genau das wäre der Modus einer toleranten, herrschaftsfreien Beziehung. In solch einer Begegnungsweise entfaltet sich das Fairplay: den anderen wahrnehmen und sich nach seinen Möglichkeiten entfalten lassen. Nahezu deckungsgleich ist das Fairplay mit der *verantworteten* Autonomie. Diese zeigt sich gleichfalls im Prozess wie auch im Ergebnis allen gemeinsamen schöpferischen Handelns. Hierfür ein Beispiel:

Es ging um eine bildnerische Gemeinschaftsproduktion

in einem zweiten Schuljahr, in dem die Kinder auf einer 1 × 1 Meter großen Leinwand jeweils eine Blume malen konnten. Jede Blume galt so, wie sie entstand. Gefragt wurde seitens der Lehrerin regelmäßig nur, ob das Kind sein Bild als vollendet ansehe, und gelegentlich mal, ob es dieses oder jenes noch ausprobieren wolle. Es galt stets das Votum des Kindes. Keine Blume wurde übermalt – auch nicht von den Mitschülerinnen und Mitschülern. Die Kinder entdeckten, dass ihre Blume zusammen mit den anderen jeweils viel schöner aussah, als wenn diese alleine auf der Leinwand zu sehen gewesen wäre. Die Identität des Einzelnen ging in dieser Gemeinschaftsproduktion aber nicht verloren, sondern war darin gut aufgehoben, sogar erhöht. Und jedes Kind wusste auch, *wer* welche Blume gemalt hat – die jeweils anderen wurden also mit ihren Produktionen gleichfalls wahrgenommen.[10]

Wenn die eigene Phantasie eines Menschen sich nicht entfaltet, das heißt: wenn er keinen Eigen-Sinn entfalten kann, so bleibt er blind, auch für den Eigen-Sinn seines Gegenübers, wird diesen dann möglicherweise genauso überrollen, wie er selbst überrollt worden ist.

Eben diesen Doppelaspekt von Gefügigkeit und Gewalttätigkeit weist auch unser Konsumverhalten auf, über das wir bereits unseren Planeten suchtmäßig aufzufressen beginnen.

Höchste Zeit für einen gesunden Eigensinn.

10 Näheres hierzu einschließlich Bilder in: Schiffer, E. & H.: LernGesundheit. Weinheim und Basel: Beltz 2004.

· V ·

Auf der Suche nach der verlorenen Identität

»Außerhalb der kleinen, kleinen Stadt lag ein alter, verwahrloster Garten. In dem Garten stand ein altes Haus, und in dem Haus wohnte Pippi Langstrumpf. Sie war neun Jahre alt, und sie wohnte ganz allein da. Sie hatte keine Mutter und keinen Vater, und eigentlich war das sehr schön, denn so war niemand da, der ihr sagen konnte, dass sie zu Bett gehen sollte, gerade wenn sie mitten im schönsten Spiel war, und niemand, der sie zwingen konnte, Lebertran zu nehmen, wenn sie lieber Bonbons essen wollte. Früher hatte Pippi mal einen Vater gehabt, den sie schrecklich lieb gehabt hatte. Ja, sie hatte natürlich auch eine Mutter gehabt, aber das war so lange her, dass sie sich gar nicht mehr daran erinnern konnte.«

Astrid Lindgren

Als sich Rike zum ersten Mal bei mir in der Sprechstunde vorstellte, fiel mir sogleich Pippi Langstrumpf ein. Aber das war eigentlich nur vom flüchtigen äußeren Eindruck her gerechtfertigt. Sie konnte zwar manchmal schon recht unternehmungslustig in die Welt schauen und dabei den Eindruck vermitteln, als sei sie zu allerhand Späßen aufgelegt, das war aber nur sehr selten und dann recht flüchtig.

Ansonsten war sie eine sehr bedeutsame, studierte Dame. Wenn sie sprach, dann sehr leise in einer sehr abstrakten Begrifflichkeit, distanziert und langweilig. Mir war längere Zeit nicht klar, was sie eigentlich wollte, bis sie endlich damit rausrückte: Die Decke war ihr zu Hause auf den Kopf gefallen, verbunden mit Angst und Spannungszuständen, Verzweiflung, Schwindel und weiteren vielfältigen körperlichen Beschwerden. Mit Drogen – vorwiegend Haschisch – ginge es ihr gut. Sie selber wisse jedoch, dass sich jetzt, nach zwei Jahren, etwas ändern müsse. Darüber hinaus hatte ihr Mann auch massiven Druck gemacht und mit Trennung gedroht für den Fall, dass sie nichts gegen die Suchterscheinungen täte.

Rike, klein von Statur, wächst als quicklebendiges Kind auf dem Dorfe auf, ist nach eigener Auskunft immer zu Streichen aufgelegt. Die ärmlichen Verhältnisse zu Hause – Vater und Mutter sind in den 50er-Jahren noch in den Westen geflüchtet – machen ihr nicht viel aus. Das Familienleben wird als harmonisch erlebt, auch wenn die Eltern etwas kühl und distanziert miteinander umgehen. An ihrem Vater hängt sie sehr, »der hatte immer so wenig zu lachen«.

Ihre eigene Identität als rothaariger Kobold, als Pippi Langstrumpf, die ständig zu Streichen aufgelegt ist, ändert sich in dem Augenblick, in dem sie aufs Gymnasium kommt und ihre Mitschülerinnen durchweg alle Kinder höherer Beamten sind. Für sie gilt jetzt – den eigenen Worten nach – die Devise: »Wenn schon klein und hässlich und Flüchtlingskind, dann wenigstens nicht doof und dämlich.« Sie wird still und Streberin. »Vater blühte über den Noten, die ich mit nach Hause brachte, förmlich auf.«

An ihre Pubertät kann sie sich gar nicht erinnern. Diese holt sie dann in Streitereien mit ihrem Ehemann nach, der sich in seinem Eigenverständnis als »Berufsjugendlicher« sieht. Leben können beide Partner mit dieser Art von Ehe anscheinend ganz gut, bis der Ehemann eine politische Karriere einschlägt und seine Frau drängt, ebenfalls politisch aktiv zu werden. In der weiteren Folge stellen sich die beschriebenen Symptome ein, verbunden mit dem Drogenmissbrauch.

In der Therapie ist Rike vordergründig freundlich, mitunter kindlich hilflos angepasst und spricht zunächst weiterhin noch in abstrahierenden Sätzen. Unterschwellig ist sie jedoch »nöselig«, widerborstig, später riskiert sie schon mehr Widerspruch, wird dabei auch konkreter.

Deutlich wird dann, dass sich Rike mit sich selbst in einem Kriegszustand befindet, dass sie im Grunde nicht zur Ruhe kommen kann. Was sie jagt, sind ihr hochgespanntes Ichideal, ihr Anspruch an sich selbst und die damit verknüpfte Phantasie, sowohl die Ehre des Vaters als auch die eigene zu retten, anerkannt und geachtet zu werden, wenn sie nur »gut« sei. Allerdings hatte sie auch lange genug als Pippi Langstrumpf gelebt, um nicht auch einen innerlichen Widerspruch gegen die Wandlung zur Streberin einzulegen.

Es kämpfen also zwei Seiten in Rike miteinander, nämlich Pippi Langstrumpf und die Rike, die durch ihre Leistungen das eigene – mit einem Wechsel von der Grundschule zum Gymnasium entstandene – Minderwertigkeitsgefühl sowie das des Vaters bekämpfen möchte. Die Aufforderung des Ehemannes, noch mehr als bislang zu tun, verschärft diesen inneren Kriegszustand, den sie mit Drogen zu schlichten sucht. Aber dies konnte nur ein teuer erkaufter Scheinfrieden sein.

Darüber hinaus steckte in dem Drogengebrauch auch ein destruktiver Protest. Es handelt sich um die Rückkehr ihrer eigenen aggressiven Impulse dem Vater gegenüber, dem sie ein so großes Opfer, nämlich die Pippi-Langstrumpf-Identität, gebracht hat.

Während der ambulanten Therapie baut Rike wiederholt einige Rückfälle und schaut mich, indem sie davon berichtet, ängstlich an, ob ich sie denn nun verstoßen würde. Dies geschieht nicht. Allmählich wird Rike aufsässiger, kann sich auch im Gespräch mit dem Ehemann, der wiederholt eingeladen wird, besser streiten. Deutlich wird für beide auch der Doppelaspekt, unter dem Rike ihren Mann geheiratet hat, nämlich dem, dass sie einmal mit ihm ihre Pubertät nachholen möchte, aber auch, dass dieser sie akzeptieren möge wie ein liebender Vater, ohne dass sie ihn trösten muss. Zwischendurch gibt es dann eine Phase, in der Rike verstärkt, fast suchtartig, auf Erlebnisjagd geht. Diese Tendenz kannte sie schon vor der Therapie in sich, jetzt zeigte sie sich bei ihr deutlich verstärkt.

Keine Veranstaltung wird ausgelassen, keine Ausstellung, kein Konzert. Hinterher ist sie völlig erschöpft und unzufrieden. Ihr Erlebniskonsum erinnert mich stark an die Problematik von Patientinnen mit Ess-Brech-Krankheiten (Bulimien).

Dann träumt Rike von Eingeborenen, denen von einem weißen Arzt die eigenen alten Tänze beigebracht werden, die diese vergessen hatten. Ihrem eigenen Verständnis nach träumt sie von ihrer Therapie, es handelt sich um die »Pippi-Langstrumpf-Tänze«, um das Erleben von Welt jenseits des »Erlebniskonsums«.

Rike entdeckt auch ihren Garten wieder: »Da fühle ich mich unheimlich wohl, ich lass' die Tomaten wachsen, wie sie sind, und es ist mir völlig egal, ob sie rot sind oder nicht. Das Ganze macht mir Lust und Laune.« Von ihrem Ehemann wünschte sie sich jetzt noch ein Trampolin und hat einen Riesenspaß, darauf herumzuhüpfen. »Sie juchzt wie ein Kind«, sagte er mir lachend. Damit war dann die Suchtproblematik nicht mehr so bedeutsam.

Wenn man die Pippi-Langstrumpf-Identität von Rike als das »wahre Selbst« ansehen will, kann man davon ausgehen, dass dieses schon bestanden hat und nur in Erinnerung zurückgerufen werden musste. Die Voraussetzungen für Rike, von dem Drogenmissbrauch nicht in eine Sucht hineinzugeraten, waren daher recht günstig. Die innere Öde und Leere, die entstanden, als ihr Ehemann ihren inneren Folterknecht, nämlich das Leistungsideal, noch weiter bestärkte, konnte nach einer Übergangsphase des »Erlebniskonsums« rasch mit eigenem innerem Erleben gefüllt werden.

Sicherlich gehörte zur Therapie noch mit dazu, dass Rike ihre Pubertät durchmachte, um sich von der Knechtschaft des Leistungsideals zu befreien. Dies alles war jedoch vom therapeutischen Aufwand her verhältnismäßig unproblematisch, verglichen mit den Bemühungen bei Patienten, die eben nicht die Erfahrung einer Pippi Langstrumpf (oder eines Huckleberry Finn) mitbringen. Hier ist der Aufstand gegen das verinnerlichte Leistungsideal ungleich schwerer zu gewinnen.

Was hätte in Rikes Jugend anders laufen können?

Schwer zu sagen. Vielleicht hätte sich ein Patenonkel wundern können, warum die Pippi so still geworden ist, und hätte sie – in welcher Form auch immer – ermutigen können, weiterzuspielen. Aber das ist leichter gesagt als getan. Es ist ja heute schon in einer Grundschulklasse schwierig, an einem Elternabend das Thema anzuschlagen, dass Spielen – Spielen mit allen Sinnen und nicht Playstation oder Computer! – genauso wichtig ist wie Schularbeiten. Auf weitgehendes Unverständnis bin ich lange Zeit mit solchen Äußerungen bei den meisten Lehrern und auch den Eltern am Gymnasium gestoßen. »Der Auftrag des Gymnasiums besteht darin, die Kinder auf das Abitur vorzubereiten, nicht aufs Spielen«, wurde mir stereotyp entgegengehalten.

Erst als es an den Gymnasien immer brenzliger wurde, indem die Essstörungen und Selbstverletzungen bei den Schülerinnen sowie das Komasaufen schon bei Mittelstufenschülern nicht mehr wegzubagatellisieren waren, zeigte sich eine zunächst eher zaghafte Zuhörbereitschaft für alternative Überlegungen. Der Schock durch die Amokläufe von Erfurt und Winnenden hat diese Bereitschaft vielerorts noch weiter gefördert. Es sind allerdings auch Gegenbewegungen erkennbar. Buchbestseller, in denen mehr Disziplin und insgesamt ein robusteres Durchgreifen gegenüber kindlicher Verweigerung und »Tyrannei« gefordert werden, bedienen mit einer eindeutigen Sprache das Bedürfnis nach einfachen Lösungen in einer unübersichtlichen Beziehungswelt.

Es geht nun aber nicht darum – und das sei an dieser

Stelle ausdrücklich vermerkt –, Verweigerung zu fördern und Leistung zu verteufeln. Leistung erbringen »an und für sich« ist nicht ungesund, kann sogar Spaß machen und das Kohärenzgefühl stärken.

Auch Huckleberry musste etwas leisten, um sich durchs Leben schlagen zu können. Es war jedoch keiner da, vor dem er sich auf Dauer mit seiner Leistung hätte rechtfertigen müssen. Und wenn die Witwe Douglas ihn ermahnen durfte, dann nur deswegen, weil er jederzeit wieder in seine eigene Lebenswelt zurückwechseln konnte. In dieser Welt war er zu Hause. Gleichzeitig war er in sich selbst zu Hause. Er war sich seiner selbst sicher, in seiner Selbst-Annahme nicht davon abhängig, ob er nun gute Schulnoten mit nach Hause brachte oder nicht. Sein Frieden mit sich selbst war unabhängig von irgendeiner Punktzahl – im Abi-Zeugnis, Tennisturnier oder Computerspiel.

Dieses in sich selbst beheimatet sein, nicht fremd, verborgen zu sich selbst sein ermöglichte ihm auch, den Fremden, den anderen – vom »Nigger« Jim bis zu den Outlaws – ohne Vorbehalte gegenüberzutreten. Das Fremde der anderen bewirkte kein Erschrecken vor der eigenen Fremdheit. So gesehen, hätte Huck bei uns keine Probleme mit Migranten oder Asylbewerbern gehabt.

Im nächsten Kapitel geht es um eine Alkohol- und Drogenproblematik angesichts einer geradezu beängstigenden Selbstverborgenheit. Beängstigend zum einen hinsichtlich des tatsächlichen Ausmaßes der Selbstverborgenheit, zum anderen aufgrund der erheblichen Schwierigkeiten, eine Spur dorthin zu finden.

· VI ·

Eine besondere Art von Aufsässigkeit

»Oh, ein Gott ist der Mensch, wenn er träumt,
ein Bettler, wenn er nachdenkt.«

Hölderlin

Auch bei Sabine schien alles zunächst wohl geordnet – wenn da nicht schon seit langem die Alkohol- und Drogenproblematik bestanden hätten:

Ein ansprechendes Äußeres – etwas herb, mitunter jungenhaft. In ihrem Beruf – den sie damals seit gut 15 Jahren ausübte – war sie erfolgreich. Männer machten ihr übrigens nichts vor. Ihre Kollegen steckte sie in die Tasche. Hobbys: Computer, Karate, Bodybuilding, Motorräder, Motocrossrennen.

Am liebsten wäre sie aber schon im Wartezimmer auf der Stelle umgekehrt, versicherte sie mir, als ich sie zum Erstgespräch begrüßte. Jedoch, seit dem letzten Urlaub laufe gar nichts mehr. Seit zwei Monaten sei sie krankgeschrieben: Schwindel, Apathie, Übelkeit, Durchfall, Erbrechen. Häufig auch der Impuls, mit dem Motorrad mit 200 km/h gegen einen Betonpfeiler zu knallen.

Alkohol habe sie in der letzten Zeit deutlich vermehrt getrunken, jeden zweiten Abend sei sie berauscht ins Bett gegangen. Seit dem 17. Lebensjahr regelmäßig Drogen, vorwiegend Haschisch.

Aber wegen der Drogen sei sie nicht gekommen, das sei nicht das Problem, ihre Kolleginnen und Kollegen verhielten sich in dieser Hinsicht genauso.

Was es denn mit dem letzten Urlaub so auf sich gehabt hätte, war meine Frage. Nun, sie hatte von dem großen Erlebnis, der großen Liebe im Urlaub geträumt. Herausgekommen waren aber nur einige substanzlose, flüchtige Begegnungen. Aber vielleicht hätte sie auch gar keine Partnerschaft gewollt. Sabine zuckte mit den Schultern, wurde dann an dieser Stelle sehr unruhig. Zu erfahren war, dass ihre Mutter sie im Frühsommer dieses Jahres gefragt hatte, ob sie nicht, wie ihre anderen beiden Schwestern, mal heiraten und Kinder kriegen wollte. Daraufhin hätte sie zwischendurch wohl so etwas wie eine Torschlusspanik ergriffen. Aber eigentlich, das war deutlich herauszuhören, wollte sie gar keine Ehefrau werden. Vielmehr hatte sie im Urlaub wohl »das große Verschmelzungserlebnis«, so etwas wie ein Nirwana-Erlebnis, gesucht. In dieser Hinsicht unternahm Sabine viel. Auch später waren ihr Meditationsübungen und anderweitige, vorwiegend fernöstliche Praktiken und Riten sehr wichtig, um innere Ruhe zu finden.

Insgesamt war sie sehr aktiv, fühlte sich aber auch immer gejagt. Ihre Urlaube, aufs Jahr verteilt, waren ihre Denk-Knotenpunkte. Schon Wochen vorher begann sie zu planen, meistens waren es jedoch dann Last-Minute-Flüge, die sie an einen Ort führten, wo sie im Urlaubsrausch – meistens mit vermehrtem Drogen- und Alkoholgebrauch – ihren Frieden zu finden versuchte.

Aufgewachsen war Sabine mit zwei jüngeren Schwestern und einem Bruder, der als Letzter noch hinzugekommen war. Als Kind besaß sie nur eine Drittel-Identität: »Drei weiße Blusen, drei rote Röcke, drei Paar Kniestrümpfe und drei Paar schwarze Lackschuhe, so liefen wir am Sonntag rum.« Sabine war für alle verantwortlich, musste Mutter oft ersetzen, die viel mit der Pflege der kranken Schwiegermutter beschäftigt war. Akzeptiert fühlte sich Sabine von ihrer Mutter nur, wenn sie dieser geholfen, das heißt etwas geleistet hatte. Mit dem Bruder war dann alles anders: »Ich habe gar nicht verstanden, warum um den so ein solches Getöse gemacht wurde, für den hatte Mutter auf einmal unheimlich viel Zeit. Allerdings hat es auch Spaß gemacht, Mutter beim Wickeln mitzuhelfen, ich hab dann so ein bisschen von dem Glanz abbekommen.« Im Haushalt mithelfen brauchte der Bruder nie.

Eine Auseinandersetzung mit ihren Eltern in der Pubertät findet nicht statt. Sie fällt – ohne Übergang – mit der Aufnahme ihres Studiums aus der Kindheit in das Erwachsenendasein. Ihre Sexualität habe ihr keine Probleme bereitet, die habe immer viel Spaß gemacht. Dauerhaft seien ihre Bindungen jedoch nie gewesen, stets coole Sprüche. Ihre Partner seien meist »jünger und schwach oder exotisch« gewesen. Auch gleichgeschlechtliche Erlebnisse seien nebenher gelaufen.

Während des Studiums habe sie eine große Sympathie für die Terroristen der »Rote Armee Fraktion« verspürt:

»Wenn die Kaufhäuser ansteckten, dann war das brutal, ja ... gab doch aber nur gebündelt wie in einem Hohlspiegel die Aggressivität in unserem Lande wieder, mit der die Menschen verarscht und zum Konsum gezwungen werden.«

Sabines Problem bestand darin, dass sie sich selbst nicht annehmen konnte. Sozusagen herrschte in ihr ein ständiger Bürgerkrieg. Die Feindseligkeit, die sie für sich selber empfand, war ihr zum größten Teil jedoch unbewusst. Das meiste wurde abgewehrt, zeigte sich aber in ihrem Zorn »auf die Gesellschaft«, die ihr als Projektionsfläche durchaus geeignet erschien.

Für ihre innere Situation galten verschiedene, zum Teil einander widersprechende Sätze:

1. »Ich habe große Sehnsucht, von der Mutter in die Arme genommen zu werden, dort meinen Frieden zu finden, ohne etwas vorher leisten zu müssen.«
2. »Ich habe eine Stinkwut auf die Mutter.«
3. »Ich habe Angst, dass ich Mutter ganz verliere, wenn ich meine Wut zeige.«
4. »Ich habe eine Stinkwut auf Männer, weil die es leichter haben, ich werde denen schon beweisen, dass die nicht mehr wert sind als Frauen.«
5. »Ich wäre gerne selber ein Mann geworden.«

Diese unterschiedlichen, unbewussten Motive bestimmten ihr Handeln: In dem Rauschmittelgebrauch und in den rauschartigen Erlebnissen sowie in den Meditationen suchte sie die mütterliche Geborgenheit, was gleichzeitig auch inneren Frieden und Selbstakzeptanz meinte. In ihrem beruflichen Erfolg machte sie die Männer klein, entwertete diese.

Das Gleiche geschah auch in ihren Partnerschaften. Zum Teil war sie aber auch selbst männlich identifiziert, was sich in der Wahl ihrer »weiblichen Partner« bzw. ihren lesbischen Neigungen niederschlug.

In ihrer Ratlosigkeit suchte sie also die verschiedenen Motive miteinander zu verknüpfen. Der unabweisliche Zusammenbruch erfolgte aber in dem Augenblick, als ihre Mutter mit der Frage, wann sie denn heiraten wolle, sie an ihre verhasste biologische Identität als Frau erinnerte. Diese anzunehmen wäre notwendig gewesen, um Mutter den Wunsch, als ordentliche Tochter zu heiraten und Kinder zu kriegen, erfüllen zu können. In einer geeigneten Form gegen die Mutter zu protestieren, hatte sie auch nicht gelernt, da ihre Pubertät einfach »ausgefallen« war.

Die – anfänglich stationäre – Therapie mit Sabine wurde zunächst sehr stark von ihrer intellektualisierenden Abwehr geprägt. Auch versuchte sie mit ihrem psychologischen Wissen zumindest immer wieder »gleichzuziehen«.

Dann entdeckt sie über ihre gestalterischen Produktionen, insbesondere in ihrer Eigendarstellung, die Sehnsucht nach bedingungsloser Annahme – und zwar die Annahme der kleinen Sabine, ohne dass diese eine Vor-Leistung erbracht hat.

Ihr Kommentar zu der Plastik (Abbildungen siehe Seite 58 und 59):

»Die Kugel bin ich. Der Spielraum, den die Kugel hat und der Kopf, der auf die Kugel schaut und auf nichts anderes, sind wichtig. Der freundliche Schubser, das Gesehenwerden, der Geier, der mit seinen Schwingen das Nest behütet – ich habe auch so das Gefühl, dass ich selber mich in der großen Gestalt wieder finde ... Geboren und aufgefangen werden ... muss ich wohl durch mich selbst hindurch.«

Über das Gestalten, die Darstellungsversuche ihrer selbst, nähert sich Sabine ihrem inneren Frieden. Drogen sind nicht mehr erforderlich, Alkohol nur noch selten. Das Gestalten und Darstellen schließen auch ihre erinnerbaren Träume ein, die wiederum durch die Arbeit mit dem Ton und den Farben im Rahmen der Therapie stark angeregt worden sind: Sabine träumt von Gewalt, sexueller Brutalität und wilder Lust. Ihre Träume sind voller Unternehmungsgeist und Initiative – zum Beispiel, indem sie sich neue Wohnungen einrichtet – und auch Poesie:

»In einem Topf auf meinem Balkon blüht seit einigen

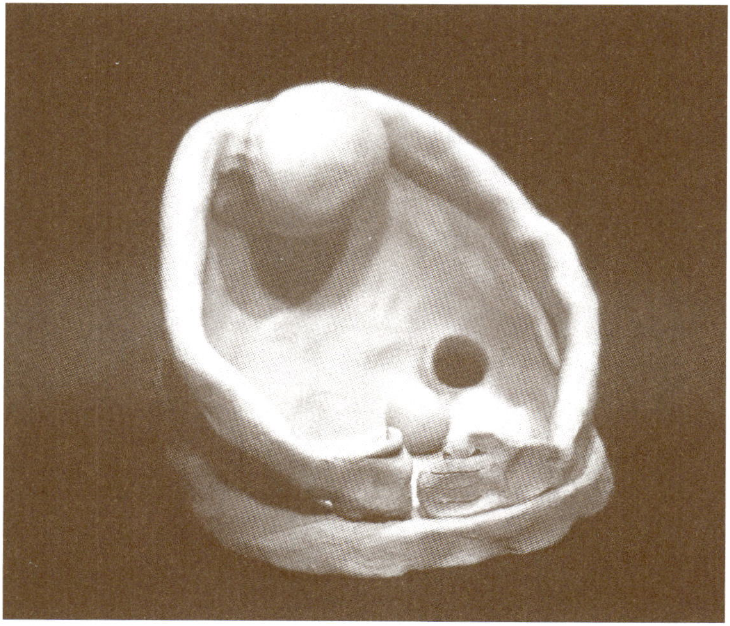

Tagen ein Maiglöckchen. Ich hoffe, dass noch ein zweites aufblüht. In meinem Traum war nun tatsächlich eine zweite Blüte gewachsen. Ich bin so erstaunt und verwundert, dass ich aufwache.«

Ihre aufsässig-poietischen (siehe Anhang) Möglichkeiten verknüpfen sich in einem Prozess, der sie aus der Selbstverborgenheit, der Fremdheit zu sich selbst, herausführt. Sie muss nicht mehr Männer niederringen und etwas leisten, um sich selbst aushalten zu können. Sie kann spielen – durchaus im schillerschen Sinn – und fühlt sich wohl dabei. Gleichzeitig behält sie jedoch ihre Aufsässigkeit. Nur: Sie *kann* aufsässig sein, sie ist nicht mehr ständig dazu verdammt.

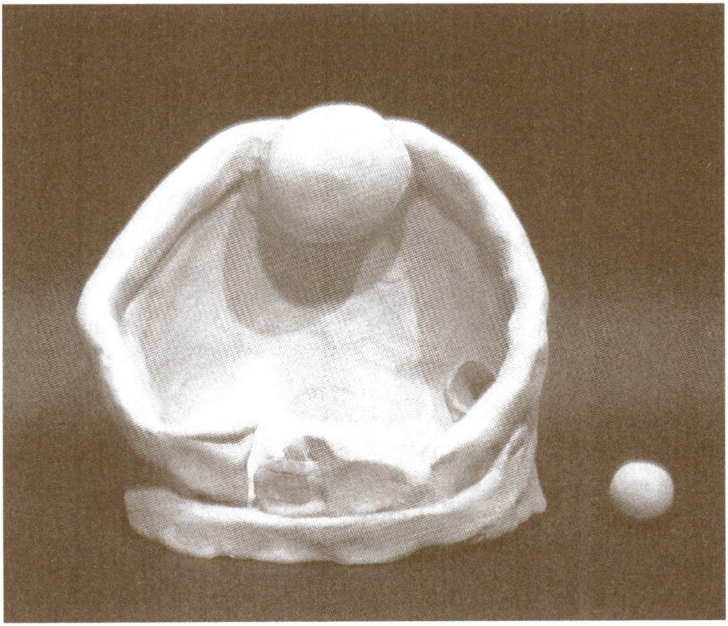

Sicherlich hat Sabine eine Frau als Vorbild gefehlt, die sich selber als Frau gut hätte akzeptieren und ein einigermaßen sicheres Selbstwertgefühl hätte vermitteln können, ohne dies – wie die Mutter – mit vermehrtem Fleiß und besonderer Tüchtigkeit begründen zu müssen. Allerdings erscheint dies fast unmöglich in einer Zeit, in der der »Selbst-Wert« zunehmend unter dem Tüchtigkeits- und Nützlichkeitsaspekt gesehen wird. Dies sowohl für den Mann als auch für die Frau – für diese in ihrem Ringen um die Gleichberechtigung jedoch gleich um ein Vielfaches mehr.

So war es für Sabine ein Glück, dass sie ihre Freundinnen und Freunde hatte, mit denen sie spielen konnte. Hier hatten ihre Eltern ihr einen Freiraum gewähren können, der die späteren Chancen, aus der Suchtgefährdung herauszukommen, deutlich verbesserte. Das Spielen, das Abenteuern, das Erobern der Welt stellten die Voraussetzung für die Entfaltung ihrer aufsässig-poietischen Möglichkeiten in der Therapie dar. Gleichzeitig bedeutet diese Erfahrung ein starkes Gefühl gegen die zu Hause gehandelte Norm »Du bist nur etwas wert, du bist nur etwas, wenn du vorher etwas geleistet hast«.

Für die Welt des Spielens gilt ungefähr das Gleiche, was Erich Fromm in »Die Revolution der Hoffnung« für die Welt des Träumens sagt. Er beschreibt diese als eine Sphäre, in der in einer geradezu provokativen Form das Leistungsdenken ignoriert würde. Der schlafende Mensch befände sich träumend in einem Zustand, in dem er von der Notwendigkeit befreit sei, für sein Überleben zu sorgen, da das Traumbewusstsein den Zwängen der gegenwärtigen Gesellschaft nicht mehr unterworfen sei. Von daher weise der Traum jene eigentümliche Kreativität auf, vermöge derer der Mensch Einsichten in die Natur seines Lebens und seiner Persönlichkeit gewinnen könne, die ihm nicht möglich seien, solange er den Notwendigkeiten, dem Lärm und Getöse seines Alltags ausgesetzt sei. »In seinen Träumen transzendiert der Mensch die engen Grenzen seiner Gesellschaft und wird voll menschlich.« Aber Träume seien eben nur Spezialfälle jener anderen, nicht an der Zweckmäßigkeit orientierten Ebene des menschlichen Lebens. Diese Ebene ist die des Singens und Tanzens, des Malens, Musizierens und Dichtens und Spielens. Hier besteht viel Übereinstimmung mit dem, was Winnicott (siehe Kapitel IV) als Intermediärraum beschreibt.[11]

In einer solchen Sphäre wird ein aufsässiges Moment gegen »gesellschaftliche Zwänge« enthalten und wirksam sein: die Phantasie. Und zwar eine Phantasie, die nicht »ihres Feuers beraubt ist« – so Schiller. Eine brennende Phantasie bedarf dann nicht brennender Kaufhäuser, sie selbst ist schon radikal genug: »ganz subversiv setzt Spielen auf eine Haltung, die die Macht des Faktischen in Frage stellt«, schrieb Henning Klüver schon vor Jahren im Deutschen Allgemeinen Sonntagsblatt.

Unter dem Titel »Die Eltern haben ausgespielt – Kaufrausch im Spielzeugsupermarkt: Renner sind Computer und Horrormonster« verwies er auf die zunehmende Verseuchung der Welt des Spielens, wodurch die produktive Aufsässigkeit blockiert würde:

»... auch auf dem Spielzeugmarkt erobern US-Ketten wie ›Toys R Us‹ (›Spielzeug sind wir‹) in kürzester Zeit

11 Fromm, E.: Die Revolution der Hoffnung. Für eine Humanisierung der Technik. München/Stuttgart: dtv 1987, S. 90–91.

die Marktführerherrschaft in Deutschland. Konsum ist ökonomisch gesehen Zeichen für Reichtum. Aber wenn Streicheln, Kuscheln oder einfach nur Zeit geschenkt werden könnten und dann doch nur die Spielkonsole unter dem Tannenbaum liegt, stellt sich eine ganze Elterngeneration das Armutszeugnis aus. Sie hat – pädagogisch gesprochen – ausgespielt.
Dabei reagieren Kinder meistens vernünftiger, als ihre Eltern eingekauft haben. Bald schon landet das Zeug, das verlockend die Sinne weckte, aber wenig von Spiel hat, in der Ecke auf dem Müll.
So ›resistent‹ Kinder auch sein mögen, auf diese Weise lernen sie früh die Kunst des Wegwerfens und Nachkaufens. Ihnen wird böse mitgespielt, verlieren sie doch nach und nach die Lust am Spielen. Wie heißt es doch bei Huizinga? ›Wer spielt, lernt fürs Leben.‹ Und er lernt auch spielen, damit er als Erwachsener noch spielen kann, zweckfrei, hilfreich und nicht nur mit der Fernbedienung des Fernsehers.«

Huckleberry Finn, obgleich Amerikaner, hatte diese Probleme noch nicht. Seine Welt ist heute aber weitgehend überrollt und plattgewalzt – durch und für den Konsum. Das »wahre« Spielen des Huckleberry ist gewiss nicht konsumförderlich. Spielen bringt – etwas unzeitgemäß ausgedrückt – einen inneren Reichtum. Das Spielen ist so auf den äußeren materiellen Reichtum nicht angewiesen, wodurch eben dieser in Frage gestellt wird. Auch darin zeigt sich ein aufsässiges Moment im Spielen.

Wer äußeren ökonomischen Reichtum nur in der bisherigen Form – siehe oben – will, muss mit dem inneren

Reichtum konkurrieren, diesen am besten »platt« machen, muss Einfluss auf das Spielen nehmen. In der Form, wie dies bislang geschah, werden damit aber auch Grundlagen für die Sucht gelegt. Auf den Kauf-Rausch folgt die quälende Langeweile, die wiederum für den nächsten Kauf-Rausch motiviert.

Spielen lässt sich aber nicht kaufen, ebenso keine lebendige Phantasie. Da auf beidem aber die gesamte Kultur beruht, ebenso die gesamte industrielle Reproduktivität auf die Produktivität des Menschen, d.h. seine Phantasie, angewiesen ist, werden auch seitens der Wirtschaft neue Wege gesucht werden müssen, um eine Art Umweltschutz für die Phantasie und das Spielen zu organisieren.

Eine Welt, in der neben dem Homo faber der Homo ludens[12] keinen Platz mehr hat, wird sonst in ihrem eigenen Konsummüll ersticken.

Wir werden diese Gedanken später noch einmal aufgreifen, vorrangig geht es jedoch darum, aufzuzeigen, was Eltern konkret zur Vorbeugung gegen die Suchtgefährdung ihrer Kinder tun können. Davon in den folgenden Kapiteln.

---

12 Johan Huizinga: Homo ludens (Der spielende Mensch) 1938.

· VII ·

Warum Gutenachtgeschichten

»Am allerliebsten aber erzählte Gigi der kleinen Momo allein, wenn niemand sonst zuhörte. Meistens waren es Märchen, denn die wollte Momo am liebsten hören, und es waren fast immer solche, die von Gigi und Momo selbst handelten. Und sie waren auch nur für beide bestimmt und hörten sich ganz anders an als alles, was Gigi sonst erzählte.«

Michael Ende

Karsten war ein schwieriges Kind, wild, ungeduldig, aufsässig und aggressiv. Das war nicht weiter verwunderlich, denn die Ehe der Eltern war sehr spannungsgeladen. Besonders vom Vater wurde Karsten mit Geschenken überschüttet und auf häufige Urlaubsreisen mitgenommen. Allerdings war es meistens der Kinder-Abenteuerclub – oder eine ähnliche Einrichtung –, bei dem Karsten dann abgegeben wurde.

Als ich einmal zufällig Karsten betreute, zeigte er mir mit aggressiver Lust den Kassettenrecorder, den er in eine Ecke seines Zimmers gefeuert hatte. Der quietschte und eierte jetzt nur noch, worüber wir uns beide freuten.

Ich war zunächst allerdings einigermaßen ratlos, wie ich

den wild in seinem Bett hopsenden Karsten in einer angemessenen Zeit wohl »zur Ruhe« bekommen könnte.

Als ich ihm jedoch eine Gutenachtgeschichte versprach, in der auch er selbst vorkäme, merkte er sehr interessiert auf und hörte dann bis zum Schluss gespannt zu. Es war eine Geschichte, die ich früher auch schon meinen eigenen Kindern erzählt und die ich nun auf Karstens Verhältnisse hin etwas abgewandelt hatte.

»Kennst du die Geschichte vom Nussknacker Kracks, als der mit seinem Eisbrecher im Eismeer steckenblieb und Kuckuck Karl und Karsten ihn wieder befreien mussten?

Nein, noch nicht? Gut.

Also, Kracks musste mit seinem Eisbrecher mal wieder zum Nordpol. Da ist es immer ganz kalt, und viel Eis gibt es dort.

Damit die großen Schiffe dort nicht steckenbleiben, muss er denen durch das Eis den Weg frei machen.

Wie so ein Eisbrecher funktioniert, das weißt du? Ja, das ist auch ganz einfach. Der hat einen ganz starken Motor, eine ganz starke Schraube, und die schiebt den Eisbrecher gegen das Eis oder auf das Eis, und weil der Eisbrecher so schwer ist, zerbricht dann das Eis.

Aber in dem Winter war es nun sehr kalt und, du glaubst es nicht, das Eis wurde immer dicker und dicker, und schließlich blieb Kracks mit seinem Eisbrecher selbst im Eis stecken. Das war eine schöne Bescherung. Kracks klappte mit seinem großen Maul und sagte, so etwas wäre ihm ja noch nie passiert. Er ließ die Motoren auf vollen Touren laufen, aber nichts half, es ging weder vor noch zurück. Und je länger er im Eis steckenblieb, desto dicker wurde das Eis.

Ja, und dann wurde es allmählich bedrohlich für die Leute auf dem Eisbrecher.

Erst hatten sie es sich noch gemütlich gemacht, die Heizung ordentlich angestellt und gefeiert und gesungen, aber allmählich ging dann doch das Öl auf dem Schiff zu Ende, schließlich auch die Vorräte.

Das Eis wurde dicker von Tag zu Tag, kein warmer Wind, kein Sturm, nichts. Da sagte dann Kracks, es hilft alles nichts, wir müssen um Hilfe funken. Aber der Funker meinte, was sollen wir denn machen, wir sind doch selber Eisbrecher, und wenn wir hier nicht durchkommen, dann kommt auch kein anderer durch. Ja, meinte Kracks, das stimmt wohl, aber wir funken einfach mal meinen Freund, den Kuckuck Karl aus der Kuckucksuhr, an: Karl hat einen Freund, der heißt Karsten. Das ist ein ganz doller Kerl, den beiden wird schon etwas einfallen! Und der Funker funkte dann ›SOS, SOS Kuckuck Karl SOS‹. Ja, und das hörte dann der Kuckuck Karl in seiner Kuckucksuhr. Er schlief gerade ein bisschen vor seinem Funkgerät, das er auch in der Kuckucksuhr hatte. Kuckuck Karl rief nämlich nicht nur die Stunden aus, sondern er funkte auch mit all seinen Freunden in der Welt mit seinem Funkgerät, sonst wäre es ihm in der Kuckucksuhr viel zu langweilig geworden. Na, und er hörte dann den Funkspruch von Kapitän Kracks. Mensch, rief er, das muss Karsten hören, und flog schnell aus der Kuckucksuhr in den Garten, wo Karsten gerade im Sandkasten saß und eine Burg mit großem Wassergraben baute.

He, Karsten, rief er, wir müssen zu Kracks, der sitzt mit seinem Eisbrecher fest! Ja, in Ordnung, rief Karsten, fliegst du mich hin? Mach' ich, aber ich muss mir noch ein paar

Socken über die Flügel ziehen, das ist ganz schön kalt da in der Gegend. Dann flogen die beiden los.

Wie? – wirst du jetzt fragen. Aber das ist ganz einfach. Kuckuck Karl zog nämlich den großen Drachen vom Karsten hinter sich her, und auf dem Drachen saß dann der Karsten.

Und Karsten hatte noch etwas mitgenommen, nämlich ein Vergrößerungsglas. Warum, das wirst du gleich hören. Na, und sie flogen dann in Richtung Norden. Weißt du, wo Norden ist? Ja. Wenn ihr in den Ferien nach Dänemark fahrt und immer noch weiter und weiter in diese Richtung, da ist Norden.

Und Karl flog und flog, erst an der Küste von Dänemark vorbei und dann an der langen Küste von Norwegen, und da kamen schon bald die ersten Eisschollen und darauf saßen, kaum zu glauben, echte See-Papageien. Habt ihr Kracks mit seinem Eisbrecher gesehen?, fragte Karl die See-Papageien. Ja, aber das ist schon lange her, die sind Richtung Norden gefahren ins Eismeer. Gut, dann danke schön, das wollten wir nur wissen. Und sie flogen weiter und weiter und dann kamen immer größere Eisschollen, auf denen saßen Eisbären und sonnten sich. Habt ihr Kapitän Kracks mit seinem Eisbrecher gesehen? Ja, aber der ist noch weiter nach Norden gefahren, wie wir gehört haben, soll er feststecken. Ja, das stimmt, riefen Kuckuck Karl und Karsten. Na ja, und bald sahen sie dann auch den Eisbrecher, auf dem die ganze Mannschaft auf Deck stand und winkte. Das war ein Jubel!

Kuckuck Karl setzte mit dem Drachen, auf dem Karsten saß, zur Landung an, und auch Karsten war froh, dass er die ganze lange Reise jetzt hinter sich hatte.

Ja, und was meint ihr, wie sollen wir hier freikommen?, fragte Kracks jetzt den Karsten und Kuckuck Karl. Tja, sagte Karsten, ich habe mein Vergrößerungsglas, das ist ein Spezialbrennglas, mitgebracht. Was willst du denn damit?, fragte Kracks. Tja, sagte Karsten. Du wirst sehen.

Was so ein Brennglas ist, weißt du ja. Damit kann man die Sonnenstrahlen auf einen Punkt bündeln und der ist dann ganz heiß. Wenn du das mal auf der Hand machst, dann merkst du das. Man kann damit sogar Papier zum Brennen kriegen. Das kennst du ja schon.

Und Karsten nahm sein Spezialbrennglas, das unheimliche Hitze machen konnte, und fing an, das Eis um den Eisbrecher herum wegzuschmelzen. Das ging schon ganz gut, dauerte aber doch eine Weile, und an der Stelle, wo er zu Beginn etwas weggeschmolzen hatte, fing es schon wieder an zu frieren. Mit einem Mal fing jedoch das Meer an zu beben. Das Eis schwankte und das Schiff wackelte. Und es gab Riesenrisse und zum Schluss zersprang das Eis mit einem Riesenknall in große Eisschollen. Dann hörte man noch ein lautes Kichern und Lachen.

Was war wohl geschehen? Du wirst es kaum raten. Karsten hatte mit seinem Brennglasstrahl so ein bisschen die Schwanzflosse von einem Riesenwal, der gerade unter dem Eis schwamm, gekitzelt. Und der lachte und lachte und peng, war das ganze Eis um den Eisbrecher herum weggekracht.

Hallo Karsten, rief der Wal, was machst du denn hier und was kitzelst du mich? He, Jonas, rief Karsten, schönen Dank! Gut, dass du gerade hier bist.

Ja, ich muss mich vor den blöden Walfängern verstecken.

Na, das war aber eine Freude, Kracks ließ alle Motoren sofort auf vollen Touren laufen und kriegte auch so viel Schwung drauf, dass er das Eis, das vor ihm lag, durchbrechen konnte. Und dann fuhr er erst mal wieder Richtung Süden, um neues Öl zu tanken und um sich ein bisschen von der Kälte und den Strapazen auszuruhen.

Kuckuck Karl und Karsten sind aber auf demselben Weg wieder zurückgeflogen. Erst an den Eisbären vorbei, dann an den See-Papageien. Darauf waren sie an der dänischen Küste und bald auch wieder zu Hause. Und abends trafen sie sich mit ihren Freunden und erzählten ihnen die Geschichte. Alle staunten und freuten sich, dass das so gut geklappt hatte.

Aber gut, dass es noch Wale gibt, sagte Karsten, denn wenn der Wal nicht da gewesen wäre, hätte es doch ganz schön lange gedauert, bis wir den Kracks mit seinem Schiff freigekriegt hätten.

Ja, und als Kuckuck Karl dann wieder in seine Kuckucksuhr fliegen wollte, was meinst du, was da passierte? Da war der Vater gerade dabei, die Kuckucksuhr abzunehmen, um sie zum Uhrmacher zu bringen, weil sich der Kuckuck über zwei Tage nicht gezeigt hatte.

Na, Kuckuck Karl ist dann unbemerkt vom Vater in die Kuckucksuhr wieder reingeschlüpft. Und gerade als der Vater die Uhr abnehmen wollte, rief er zehnmal ›Kuckuck‹. Der Vater war ganz überrascht und meinte, komisch, hatte der die ganze Zeit geschlafen? Was der Vater aber nicht bemerkt hatte, war, dass Kuckuck Karl über zwei Tage gar nicht in der Uhr gewesen war. Und er merkte auch nicht, dass der Kuckuck Karl nicht zehnmal, sondern elfmal hätte ›Kuckuck‹ rufen müssen.«

Karsten kicherte. Wale wären saustark, er wäre aber auch ganz schön stark. »Willste mal sehen?« Er nahm sein Kopfkissen und warf es mir an den Kopf.

»Uff, ganz schön stark bist du, hättest mich fast umgeworfen.« Ob ihm denn die Geschichte gefallen hätte, fragte ich. Ja, sehr, ich sollte gleich noch mehr erzählen.

Erzählen wollte ich nicht mehr, ich wäre aber ziemlich sicher, dass er noch weiter vom Kuckuck Karl und vom Käpten Kracks träumen würde. Er könnte es ja einfach mal probieren. Bereitwillig ließ sich Karsten zudecken, kuschelte sich dann in sein Kissen. »Kommst du wieder?« – »Bestimmt«, sagte ich. »Aber dann musst du wieder erzählen!« –»Geht in Ordnung. Gute Nacht und träum schön ...« Karsten blinzelte zu mir rüber: »Das große Licht mach' aus, das kleine lass' an.«

Ob Karsten tatsächlich vom Kuckuck geträumt hat – ich weiß es nicht. Ich bin mir aber sicher, dass er vor dem Einschlafen sehr lebendige und gleichzeitig auch entspannende Phantasien zu dieser Geschichte entwickelt hat. Gemeint sind Phantasien, die ihm eine »Wendung nach innen« zum Einschlafen ermöglichten. Er war damit »bei sich selbst«, konnte seine eigenen inneren Bilder selbst gestalten.

Das Entscheidende daran ist, dass er selbst in der Phantasie etwas bewegt und nicht nur Eindrücke passiv aufnimmt, erleidet, d.h. seine innere Welt aktiv selbst gestalten kann. Und indem er über seine eigenen inneren Bilder im Reich der Phantasie verfügen, sozusagen seine Verfügungsmacht spüren kann, wird die äußere Welt um ihn herum, in der er zu viele fremde Eindrücke einfach erleiden muss und nicht gestalten kann, weniger bedrohlich und einschränkend.

Er kann das »Sichernmüssen«, das Kontrollieren, indem er wach bleibt, aufgeben, weil die Welt weniger bedrohlich wird. Er kann sich »zur Ruhe begeben« und einschlafen – wenn auch noch das kleine Licht anbleiben muss.

Über die Gutenachtgeschichte, in der die eigene äußere Welt auftaucht, kann diese mit ihren Anforderungen, Gefahren und Ängsten besser »verarbeitet« werden. Die Phantasie wird so zum besseren Land. Der Weg von dort zurück in die äußere Wirklichkeit erfolgt dann wieder über das Spielen. Im Spielen wird aus der inneren Welt heraus auf die äußere Welt Einfluss genommen und umgekehrt.

Genau dies geschieht auch, wenn Huckleberry Finn und sein Freund Tom Sawyer sich mit den anderen Freunden Geschichten über Helden und Ritter erzählen, mit denen sie sich im Grunde selber meinen. Sie verlieren sich darüber in der Phantasie, in der Welt des Träumens. Und indem sie anschließend diese Geschichten spielen, zu Rittern und Helden werden und miteinander kämpfen, kehren sie in die

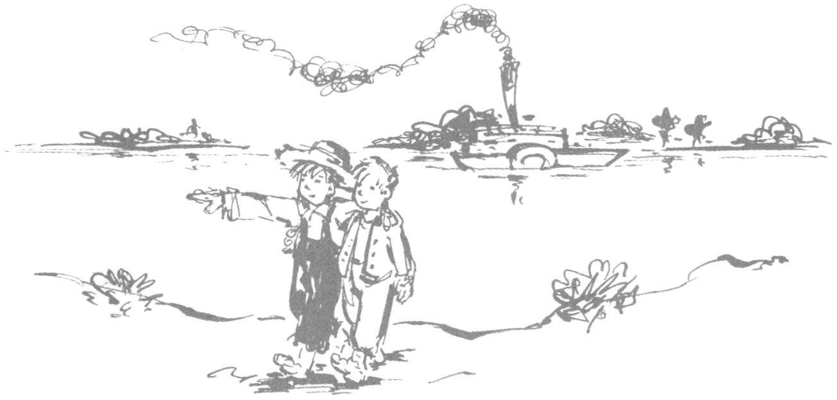

äußere Realität, die sich ihnen in dem jeweils anderen entgegenstellt, wieder zurück.

Ein Beispiel für Gutenachtgeschichten in dem Sinne eines Hin- und Herschwankens aus der eigenen realen Welt in die der Phantasie und zurück sind auch die Geschichten um »Pu, der Bär« von A. Milne. Allerdings muss zu diesen Geschichten schon gesagt werden, dass gerade für jüngere Kinder aufgrund der nicht immer auf Anhieb verständlichen ironischen Kommentierungen ein verfremdendes Element hineinkommt, das irritierend wirkt. Aber gerade das sollte doch die Chance von Gutenachtgeschichten sein – und seien sie noch so kurz und einfach –, dass sie die Welt vertraut werden lassen können. Es kommt so zu einer produktiven Wechselbeziehung zwischen äußerer und innerer Welt.

Über die meisten Fernsehserien für Kinder wie z.B. »Spongebob«, »Avatar« oder diverse »Castingshows« geschieht dies aber mit Sicherheit nicht. Durch derlei Geschichten oder Vorführungen wird etwas Fremdes aufgedrückt, das zwar zum Spielen stimulieren kann, damit es weniger fremd wird, ein Vertrautsein mit der eigenen Welt fördert dies jedoch kaum. Das lustvolle Erleben, die eigene äußere Welt durch eigenes Gestalten in der Phantasie zu verändern, stellt sich hierüber nicht ein.

Für ältere Kinder und Erwachsene haben Märchen die gleiche Funktion wie die eben angeführten Gutenachtgeschichten. Die Gestalten vieler Volksmärchen weisen für den Leser bzw. Hörer eigene, ihm selbst vertraute – mitunter jedoch auch verborgene – Züge auf, sodass er sich in diesen Gestalten wiederfinden kann. Wenn von den Märchengestalten die Rede ist, ist also gleichzeitig auch von dem Hörer die Rede.

In unserer »Märchenrunde« in der Klinik halten wir es immer wieder so, dass ein Märchen ungefähr bis zur Hälfte erzählt wird. Zuhörer, die gerade Lust dazu haben, können dann über ein für sie wichtiges Bild berichten, das sich innerlich bei ihnen während des Erzählens eingestellt hat. Wenn einige Bilder – mit Worten – dargestellt worden sind, versuchen die Zuhörer, die Geschichte ihren eigenen Einfällen nach zu Ende zu bringen (selbstverständlich wird auch der »reguläre Schluss« noch vorgelesen). Einen Abend darauf können dann die Teilnehmer der Märchenrunde ihre eigenen Bilder im Malen, Töpfern oder noch mit anderen Werkstoffen darstellen. Die Prozesse, die hier ablaufen, sind genau die gleichen wie bei der Gutenachtgeschichte bzw. wie bei Huckleberry Finn. Gemeint ist die Verschränkung von Phantasie und äußerer Welt im Erzählen, Spielen und freien Gestalten.

Eine lebendige Phantasie, mit der über eigene Bilder verfügt werden kann und die über das Spielen den Anschluss an die äußere Realität wiederfindet, stellt den besten Schutz gegen jedwede Suchterkrankungen dar. Denn auf diese Weise können eigene Entwürfe für einen eigenen Sinn und Selbstwert gefunden und erprobt werden. Zugleich bewahrt das bunte und reichhaltige innere Erleben davor, ständig mit neuen äußeren Stimuli eine innere Leere überdecken zu müssen.

Aber die Welt der inneren Bilder wird immer mehr kolonialisiert. Und das Betrübliche daran ist, dass wir dies noch nicht einmal merken.

· VIII ·

Die Befreiung der Bilder

»Ich habe damals viel über die Abenteuer des Dschungels nachgedacht,
und ich vollendete mit einem Farbstift eine erste Zeichnung (...)
Ich habe den großen Leuten mein Meisterwerk gezeigt und sie
gefragt, ob ihnen meine Zeichnung nicht Angst mache.
Sie haben mir geantwortet:
»Warum sollen wir vor einem Hute Angst haben?«
Meine Zeichnung stellte aber keinen Hut dar. Sie stellte eine
Riesenschlange dar, die einen Elefanten verdaut. Ich habe dann
das Innere der Boa gezeichnet, um es den großen Leuten deutlich
zu machen. Sie brauchen ja immer Erklärungen. (...)
Die meisten Leute haben mir geraten, mit den Zeichnungen von offenen
oder geschlossenen Riesenschlangen aufzuhören und mich mehr für
Geographie, Geschichte, Rechnen und Grammatik zu interessieren.«

Antoine de Saint-Exupéry

Eines Mittags kam unser ältester Sohn ziemlich verstimmt aus dem Kindergarten. Das war nicht üblich, denn er fühlte sich sonst bei den Ordensschwestern recht gut aufgehoben.

Was war geschehen? Einen Tannenbaum sollten die Kinder malen. Und weil in unserem Garten eine Blautanne stand, die gehegt und gepflegt wurde, hatte er seine Tanne blau gemalt. »Blaue Tannen gibt es nicht«, hatte die Schwester gesagt, das wäre gar kein richtiger Tannenbaum. »Doch«, beharrte unser Sohn, »die gibt es!«

Nein, eine grüne sollte er noch einmal malen. Aber da verweigerte er sich – ziemlich bockig und trotzig, wie die »Tanten« befanden. Ein Gespräch mit den Schwestern darüber, wie wichtig der eigene blaue Tannenbaum sei – selbst wenn als Begründung keine Blautanne im Garten gestanden hätte –, war kaum möglich.

Auch in der Grundschule und in der Unterstufe werden zu oft noch Einheitstannenbäume, -schneemänner, -drachen usw. gefordert.

Eigene Bildentwürfe haben dann wenige Chancen. Aber genau auf die kommt es an. Besonders dann, wenn wie bei Sarah – von der im nächsten Kapitel die Rede sein wird – ein Redeverbot besteht.

Eigene, selbstgestaltete Bilder enthalten viel von der eigenen Person. Sie ermöglichen einen konkreten Schritt von der Phantasie zur äußeren Wirklichkeit, in der gehandelt wird. Bilder stellen so auch – und das nicht nur in der kindlichen Welt – eine wichtige Etappe vom Wünschen zum Handeln dar.

Gewiss schwingt auch eine magische Komponente mit. Denken wir an die Höhlenmalerei der früheren Menschen: der Büffel, der an die Felswand gemalt wurde, war auch derjenige, der in der Phantasie auftauchte und dann real erbeutet werden sollte.

Das Bild erscheint als Zwischenglied zwischen eigenem Handlungsentwurf in der Phantasie und der Konkretion dieses Handlungsentwurfes. Das Bild ist der erstaunliche

Treffpunkt der Phantasie als der inneren Wirklichkeit mit der äußeren Wirklichkeit.

Wehe, wenn dann die äußere Wirklichkeit – repräsentiert durch die Lehrerin – einen Strich durch das Bild macht.

»So ist das nicht gut, das muss anders, hat 'se gesagt, diese blöde Kuh... 'n Strich durchs Mathe wäre ja nicht schlimm, aber so was, was die sich bloß einbildet!« Die herzhafte Empörung meiner Tochter war ansteckend. Ich musste gleich an die Kindergartenepisode unseres Ältesten denken: Die Phantasie wird zur bloßen Reproduktion der Vorgaben des Lehrers, zum Formaldrill abkommandiert – und stirbt.

Vielleicht sind solche »Bilder«, die dabei entstehen, leichter zu zensieren, aber die ungeheure Chance, die vor dem Anfertigen des Bildes gegeben war, ist vertan.

Das geheimnisvolle und erregende Moment, das in der Verschmelzung innerer und äußerer Realität beim Gestalten eines Bildes auftaucht, macht die Lust der Kinder bei diesem Tun aus. Diese Lust wird heute jedoch nicht nur durch kleinkarierte pädagogische Vorgaben gemindert, sondern vielmehr noch durch die Überflutung der eigenen inneren Bilderwelt des Kindes durch äußere Bilder – sprich zum Beispiel Fernsehen und Video. Eine unmittelbare Folge dessen ist, dass die Kinder außer Comics nichts mehr freiwillig lesen, weil das Lesen so langweilig ist – es stellen sich keine inneren Bilder mehr beim Lesen ein.

Das Verhältnis von eigenen inneren Bildern und neuen Eindrücken – auf die wir immer neu-gierig sind – stimmt nicht mehr. An die Aufnahme des neuen Eindrucks kann sich nicht mehr der Prozess der eigengestalterischen Umsetzung anschließen, wie er beim Bildermalen sich so eindringlich darstellt, aber auch genauso beim Erzählen, Spielen, Weiterphantasieren ...

Es bleibt nur noch ein Spielen mit der Fernbedienung – ein kümmerlicher Rest der lustvollen Gestaltung äußerer Wirklichkeit. Die innere Landschaft gleicht einer Wüste oder besser noch einer Betonpiste.

Dies erfahren wir in der Klinik oft, wenn innerhalb des autogenen Trainings die Möglichkeit einer Imaginationsübung – als ein Vor-Stellen innerer Bilder – gegeben ist. Viel zu oft zeigt sich hier die moderne Wüste: Entweder werden Figuren aus den Fernsehserien[13]* genannt, oder es zeigen sich gar keine Einfälle. Das kann natürlich auch andere Gründe haben, zum Beispiel eine große Angst vor einer sehr lebhaften inneren Bilderwelt – aber die Vermutung, dass wie bei der Langeweile beim Lesen eine innere Leere besteht, erscheint oft als nicht unbegründet. Eine solche innere Betonwüste lässt dann nach immer mehr Außenbildern schreien, bis auch diese nur noch ein ödes Gefühl erzeugen, sodass Fernsehen und DVD mit Chips, Bier und Zigaretten »aufgebessert« werden müssen. Wir sind – und damit ist nichts Neues gesagt – in der Nähe der Sucht angelangt.

An dieser Stelle erscheint es bemerkenswert, dass die vor 20 Jahren vom Autor beschriebene Verstehensweise der eben genannten Konsummuster durch die Folgeentwicklung weiter bestätigt wurde. Auf der Jagd nach hohen Einschaltquoten wurden die Reize in den unterschiedlichsten Programmbeiträgen immer gröber und intensiver. Ebenso eskalierte die vorprogrammierte Gewalt in den Computerspielen. Computersüchtigkeit mit ihren erschreckenden

---

13 Der Weg zum phantasievollen Eigengestalten könnte zum Beispiel über eine Kollageeinheit gehen, in der mit vorgegebenen Figuren gespielt wird.

selbstzerstörerischen Folgen ist als Krankheitsbild seit Ende der Neunzigerjahre nichts Ungewöhnliches mehr.

Die weitere Folge war aber schon damals nicht, dass an den Ursachen, die eine lebensbejahende Phantasie absterben ließen, etwas verändert wurde, sondern die Phantasie kam auf die Intensivstation. Die machte dann aber auf ihre Weise auch schon wieder krank. Die Journalistin Ponkie beschrieb die Situation folgendermaßen:

»In den späten Sechzigerjahren wurde eines der schönsten und wichtigsten Wörter aus der Künstlerschublade für die Allgemeinheit entdeckt: das Wort ›kreativ‹. Substantiv: Kreativität. Leider wurde die Kreativität dann so lange mit Kommunikationsmüll und Selbstverwirklichungskompost gedüngt, bis sie Geschwätz-Vergiftung bekam und lange Zeit spitalreif in den Latzhosen hing.

Dabei fing alles so schaffensfroh schöpferisch an. Dass Gott die Welt erschaffen hatte, war ja schon die erste kreative Leistung, und es ihm nachzutun war jeder aufgerufen, vom Säugling bis zum Greis. Nicht hocken und glotzen und konsumieren sollte er, sondern selbermachen, selber ausdenken, was Eigenes erschaffen mit seiner eigenen Phantasie, von eigener Hand, im eigenen Saft.

Da hoben dann alle zu töpfern und schöpfern an, fertigten Bilder in Essig und Öl oder Aquarell, komponierten Strickwaren, klöppelten Spitze, klebten und sägten und bastelten und tüftelten wie vom tollen Hund geküsst und von der Muse gebissen: Es war eine Pracht. Und die wäre es immer noch, wenn die Leute dabei nicht so viel geredet hätten.

Denn die wunderbare Erkenntnis, dass der Plastikmensch der Computer-Ära noch fähig sei, Erfindergeist und künstlerische Zauberkräfte aus seinem fernsehverkrüppelten Inneren zu stülpen, wurde pausenlos in verbale Sonderangebots-Dosen abgefüllt und als soziologisches Party-Gewäsch zum Toscana-Wein gereicht.

Die eine eröffnete eine Trödel-Boutique, die andere machte ein Buch aus ihren dreieinhalb Tanzstundenverehrern, ein Dritter erfand vielleicht das zusammenfaltbare Fernsehgerät fürs Auto, um die Sportschau nicht zu versäumen: kreativ, kreativ!

Inzwischen ist der Urknall der kreativen Ego-Explosionen halbwegs verhallt, und der von seinen angeborenen schöpferischen Impulsen gebeutelte Mensch der Neunzigerjahre, die Jahrhundertwende dicht vor der Nase, fragt sich naiv, was das nun eigentlich wirklich ist: Kreativität.

Ist es schon kreativ, wenn einer sich selbst sucht, dabei möglicherweise nichts Nennenswertes findet, aber über seine Ich-Suche eine New-Age-Lebenshilfe schreibt? Und das Buch dann in der Gesundheits-Fernsehtalkshow ›Wie werde ich kreativ?‹ stolz in die Kamera hält und auf Anfrage erzählt, wie ihm die Idee zu dem Werk gekommen ist und was er dabei gefühlt hat?

Ist es kreativ, wenn einer sich Karten fürs Konzert kauft, Veranstaltungen des Goethe-Instituts besucht, die Bestseller-Listen abgrast, in die Museen und zu den Vernissagen pilgert (...) Natürlich nicht. Ein klarer Fall von Ersatzhandlung (...)

Kreativ ist ein Kind, das einen Besenstiel in die Knusperhexe oder den König Drosselbart verwandeln kann und ein Stück Holz je nach Bedarf in ein Rennauto, einen indischen Elefanten oder Aladins Wunderlampe. Und nun rufen Eltern und Lehrer sicher gleich Weh und Ach, denn die Spielzeugindustrie lasse auch nicht den kleinsten Besenstiel übrig, und das Fernsehen walze die restliche Phantasie der Kinder zu Brei mit seinen Comic-Kretins. Sie haben ja recht. Wie aber sich wehren gegen diese öffentlichen Zeit- und Phantasie-Totschläger?«

Ja, wie sich wehren?

Leider können wir unseren Kindern nicht empfehlen, wie Huckleberry Finn die Schule nach Belieben zu schwänzen bzw. ganz aus der Welt der Erwachsenen zu fliehen.

Kreativität lässt sich jedoch nicht »machen« oder verordnen.

Ausreichender Spiel- und Gestaltungsraum könnte aber als Freiraum für die Kinder bereitgestellt werden – durch die Erwachsenen. Die kindliche Bilderwelt kann in Freiheit gesetzt werden, wenn die Kinder die Chance haben, Räume zu finden, in denen sie ohne mediale Fremdbilder und ohne Leistungserwartung ihre innere Wirklichkeit mit der äußeren Wirklichkeit zusammenbringen können. Am besten wäre es, wenn diese Räume schon im Kindergarten und in der Schule bereitgestellt würden – je früher, desto besser, also auch schon im Elternhaus beginnend. Musik, Kunst und Sport sollten zunächst bis in die Mittelstufe hinein Fächer ohne Benotung bleiben. Der Prozess, nicht das Produkt ist das Entscheidende. Ebenso gilt für die Eltern, dass sie sich mit leistungsorientierten Kommentaren beim gestalterischen Tun ihrer Kinder zurückhalten und nicht Korrekturen nach ihren eigenen Vorstellungen fordern –

wie bei dem blauen Tannenbaum. Das Interesse der Kinder am Gestalten ist – solange sie noch nicht zu stark im Sog der Sucht sind – mit Sicherheit vorhanden. Ist eine ausreichende Erfahrung im Gestalten von Bildern – Farbbildern, Klangbildern, Sprachbildern – gemacht worden, kann diese sich zu einer lebenserhaltenden Kraft entfalten. Sehr deutlich wurde das für mich an der Geschichte von Sarah.

· IX ·

Sarah und die sprechenden Bilder

»Malen hat für mich deutlich die Nebenbedeutung des Widerstandes gegen meine Eltern, der Rebellion gegen Autorität, auch gegen die innere Autorität, gegen mein Pflichtgefühl, mein ›Überich‹.«

Piet C. Kuiper

Als ich Sarah kennen lernte, saß sie mir furchtsam und gespannt gegenüber, beäugte mich misstrauisch und schaute öfter zur Seite zu einer Stuhlreihe hin. Auf dieser saß, wie sie mir später sagte, ihr »Bewacher« (aber den sah nur sie).

Der behandelnde Nervenarzt hatte Sarah wegen einer episodischen Schizophrenie geschickt. Allerdings vermutete er einen bedeutsamen innerseelischen Konflikt, zumindest als Auslöser.

Aufgetreten waren diese Episoden erstmals anlässlich eines ernsthaften Streites zwischen Sarah und ihrem Chef. »Ein absolutes autoritäres Arschloch«, wie sie mir später versicherte.

Diesem Konflikt mit dem Chef lag jedoch eine andere Problematik, nämlich die mit ihrem Vater, zugrunde. Allerdings begann diese sich erst nach Monaten in der Therapie abzuzeichnen: Sarahs Grenzen waren offensichtlich in einem Alter zwischen vier und sechs Jahren von ihrem Vater nicht respektiert worden. Sehr wahrscheinlich war es in diesem Alter zu Provokationen und wohl auch inzestuösen Übergriffen gekommen.

Vater und Mutter hatten beide (!) mit andauerndem und massivem Druck Sarah zum Schweigen verpflichtet. »Aus der Familie erzählt man nichts Schlechtes«, betonte die Mutter noch zu Sarahs Pubertät das Familientabu. Aber das Erzählen war dann schon gar nicht mehr möglich – Sarah hatte längst die bewusste Erinnerung an diese Ereignisse verloren.

Damals, als ich Sarah kennen lernte, lebte diese in drei verschiedenen Welten. Die Unvermittelbarkeit dieser verschiedenen Welten war ihr sehr wohl bewusst.

In ihrem Beruf war sie brav und angepasst, bis ihr jedoch einmal der Kragen platzte und sie ihrem Chef »die Wahrheit« über sein Verhalten sagte. Die Folge war, dass sie in einen anderen Bereich versetzt wurde, wo sie mit dem Chef nicht so viel zu tun hatte. Ihre Stelle verlor sie darüber nicht.

Abends und am Wochenende verwandelte sich Sarah. In einschlägigen Etablissements machte sie – meist unter Drogeneinfluss – Männer »fertig«. Aber auch sie selbst hatte das Bedürfnis, sich fertigmachen zu lassen.

Außerhalb dieser Welt konnte sie sich auch ohne Drogen in rauschartige Ausnahmezustände flüchten. Sie war dann nicht mehr ansprechbar, wirkte – in der Sprache der Psychiatrie – kataton-mutistisch. In diese Sphäre flüchtete sie sich oft, wenn ihr die äußere Welt zu bedrohlich wurde. Es sei auch eine Verlockung gewesen, geradezu ein Sog, dorthin zu flüchten. Solche Zustände konnten dann Stunden bis Tage anhalten. »Es war wie ein freier Fall, bevor der Fallschirm sich öffnet«, sagte mir Sarah später.

Einen solchen Fall kannte Sarah auch real von so genannten Tandem-Sprüngen, bei denen sie sich mit einem erfahrenen Fallschirmspringer zusammenband, um mit diesem zugleich aus dem Flugzeug zu springen.

Ein Gespräch, wenn man es so nennen will, war mit Sarah anfangs nicht leicht zu führen. Meist schweigend, saß sie gespannt vor mir und antwortete kaum auf meine Fragen. Gelegentlich attackierte sie mich – unverhofft – mit Fragen, zum Beispiel zu meiner Autorität als »ärztlicher Leiter«. Ich verhielte mich da doch in mancherlei Hinsicht sehr widersprüchlich. Gleich im Anschluss an solch eine »Attacke« schaute sie mich mit großen Augen ängstlich-gespannt an. Da ich mich zu dieser Zeit mit den Widersprüchen meines Tuns schon etwas versöhnt hatte, konnte ich ohne größere Anstrengung freundlich bleiben bzw. Sarah auch freundlich anlachen, dabei auch in einem gewissen Umfange sachbezogene Auskünfte geben. Sie war dann eher verdutzt, aber auch entspannter als vorher. Obgleich Sarah mich im Laufe der Zeit also immer mehr akzeptieren konnte, beendete sie zumeist nach 15 bis 20 Minuten von sich aus das Gespräch.

Eines Tages sagte sie mir, dass viel Gefährliches im Raum wäre, wenn ich (!) so lange schweigen würde. Das sei so viel, dass man es fast körperlich spüren könnte. Was es nun aber sei, das wüsste sie nicht, und sie wüsste auch genau, dass sie es nicht aussprechen könnte. Ich fragte dann Sarah, ob sie Lust hätte, mal auszuprobieren, dieses gefährliche Schweigen in anderer Form darzustellen, zum Beispiel indem sie es malte oder in Ton modellierte. Das ginge aber nur im

»Geiste der Neugierde und nicht im Geiste des Gehorsams«. Sie sah mich dann wieder sehr erstaunt an, zuckte mit den Schultern: vielleicht, aber genau wüsste sie es nicht.

Das nächste Mal brachte sie dann die beiden Bilder (siehe unten) mit, die sie folgendermaßen kommentierte:

> »Wie ich das Schweigen oder das Gefährliche am Schweigen darstellen könnte, ist mir nicht eingefallen. Mir ist aber was anderes eingefallen, nämlich, dass ich als Kind sehr oft einen Tagtraum hatte. Darin wurde ich von einer Lehrerin, die ich sehr liebte, nach einem Unfall auf der Straße gefunden und getröstet. Die Lehrerin brachte mich dann auch in eine Klinik und besuchte mich dort jeden Tag. Ausdrücklich sagte ich der Lehrerin, dass sie meiner Mutter nichts davon sagen sollte. Da war sehr viel Leiden, so wie auf dem zweiten Bild (Seite 86 unten), die Lehrerin hat das aber gewusst und mich getröstet.«

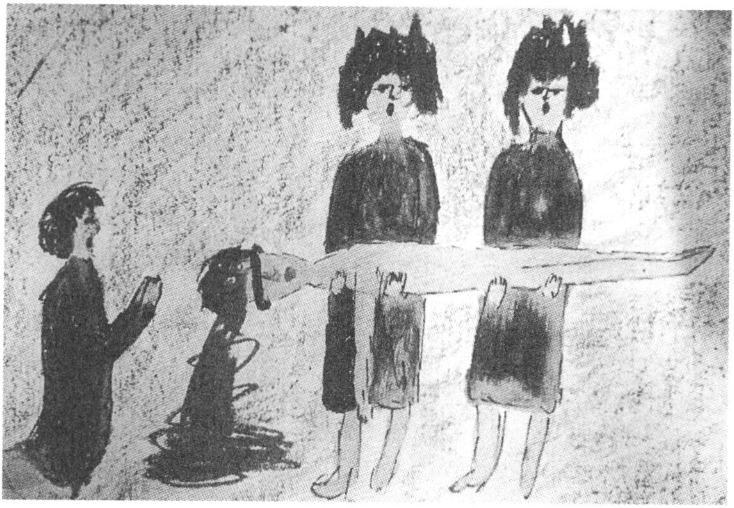

So viel hatte Sarah noch nie auf einmal von sich mitgeteilt. Das unbewusste Tabu des Schweigens war gebrochen. In der Folgezeit brachte Sarah fast zu jeder Sitzung ein Bild mit. In diesen Bildern verdeutlichte sich immer mehr ihre Leidensgeschichte, so wie sie bereits in den ersten beiden Bildern symbolisch vorweggenommen war. Gleichzeitig entwickelte Sarah eine ungeheure Wut, die sie zunächst an mir festmachte. Später sah sie immer häufiger grässliche Gestalten, die sie höhnisch angrinsten. Sarah halluzinierte (Bilder Seite 87 und 88). Indem sie diese Halluzinationen malte, ließen deren Intensität und Häufigkeit wiederum nach. Hinter den Fratzen tauchten mehrere Motive auf: einmal ihre eigene Wut, die sie jedoch an sich selbst nicht aushalten konnte, für die sie jemanden brauchte, der ihr diese Wut tragen half. Dann war es ihr Gewissen, das sie verfolgte, weil sie begonnen hatte, das Schweigetabu zu brechen. Und nicht zuletzt waren es auch Vater und Mutter,

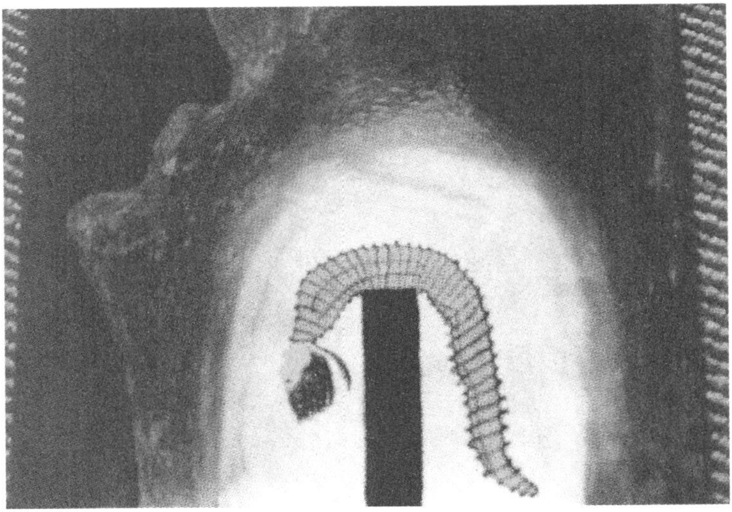

die sie höhnisch anzugrinsen schienen, vor denen sie sich schämte und auf die sie gleichzeitig eine maßlose Wut entwickelte.

Über die Bilder konnte Sarah ihre innere Zerrissenheit überwinden und das zum Ausdruck bringen, worüber zu reden ihr verboten worden war. Wichtig war, dass sie über die Bilder zunehmend die gegenwärtigen Phantasien mit den verdrängten verknüpfen konnte. Letztere vergegenwärtigt sich sozusagen »unter der Hand«.

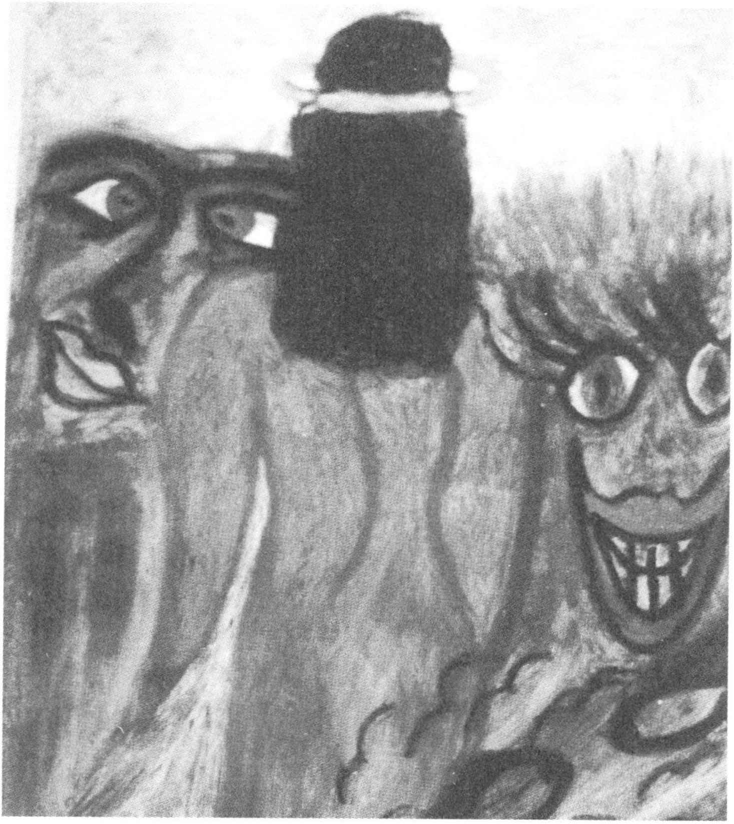

Nach ungefähr 30 Bildern war das meiste aus ihrer Leidensgeschichte erinnerbar. Die Halluzinationen traten nur noch sehr selten unter äußeren Belastungen auf. Zum Beispiel, als sie einmal dachte, aus einer kurzfristigen Begegnung heraus schwanger geworden zu sein. Es dauerte jedoch noch einige Zeit, bis Sarah ihre Ausflüge in die Unterwelt, einschließlich des episodischen Drogengebrauchs, aufgeben konnte. Heute ist dies alles »kein Thema mehr«. Voraussetzung dafür war jedoch die Überwindung des Schweigetabus durch die redenden Bilder.

Sarahs Bedürfnisse, auf die Welt, ihre Mitmenschen zuzugehen, hatten sich anfangs mit der Kommunikationseinschränkung aufgrund des Redeverbots der Eltern in sehr verzweifelten Formen dargestellt: quälen, gequält werden, rauschhafte Verschmelzung im freien Fall, halluzinatorischer Rückzug. Erst über ihre bildnerischen Darstellungen

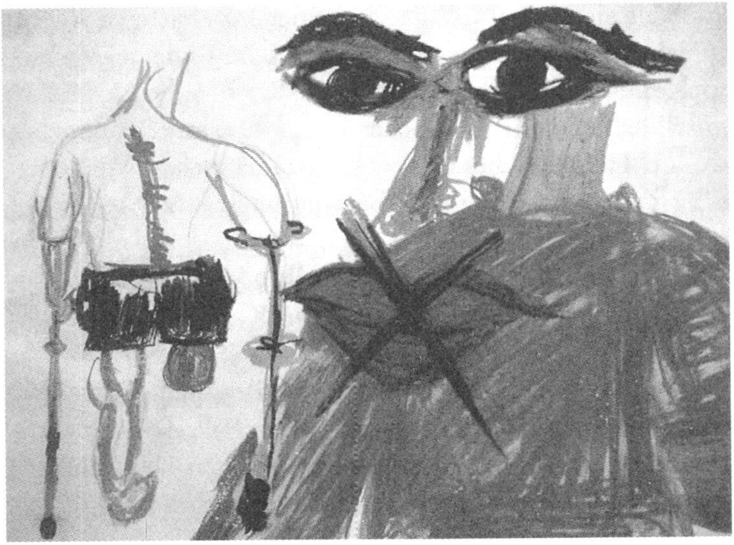

konnte Sarah diese Kommunikationseinschränkung überwinden.

Sarahs Bilder machten dreierlei sehr deutlich: Einmal wurde durch das Gestalten der Bilder ihr bewusstes Erleben und Erinnern mit den unbewussten – verdrängten – Inhalten verknüpft. Gleichzeitig wurde diese innerseelische Sphäre – mit ihren bewussten und unbewussten Anteilen – mit der äußeren Sphäre, das heißt der Realität (zunächst dem Papier, den Farben) verbunden. Dieses schloss das lustvolle Moment des eigenen Gestaltens mit ein, indem das passive Hinnehmenmüssen überwunden wurde. Sie brauchte hierfür nun keine aggressive, zum Kommunikationsabbruch führende Eigendarstellung.

Weiterhin konnte sie über die Bilder etwas von ihrem inneren Druck loswerden, freisetzen, also das ausdrücken, was ihr sprachlich aufgrund des Schweigetabus nicht möglich war.

Auf diese Weise konnte sie sich selbst und mir, dem Therapeuten, über die Bilder etwas mitteilen, womit unmittelbar deren kommunikatives Moment gemeint ist. Sarahs Bilder entfalteten gegen die Kommunikationseinschränkung in Form des Redeverbots der Eltern eine aufsässige, subversive Kraft.

Mit dieser subversiven Kraft, über die sich Sarah von ihrem »Bewacher« befreien konnte, wollen wir uns in den nächsten Kapiteln noch weiter beschäftigen.

Gemeint ist die aufsässig-poietische Kraft, von der schon anfangs die Rede war (siehe Kapitel VI und Anhang). Denn es gibt noch andere Formen von Kommunikationseinschränkung, die zwar nicht so deutlich und drastisch wie bei Sarah sind, aber dennoch sehr nachhaltig zu einer Einschränkung der gesamten Persönlichkeit führen. Deren Folge kann dann ebenfalls eine Sucht sein.

Diese Einschränkungen sowie die Möglichkeit, sich dagegen zu wehren, wollen wir uns im folgenden Kapitel näher ansehen. Es geht hier noch einmal um die Freiräume, in denen sich die Phantasie unserer Kinder entfalten kann. Gemeint ist dabei besonders die Phantasie im Hinblick auf ihre Kommunikation anstiftenden Momente. Wir knüpfen damit auch an die Thematik zum Schluss des vorausgegangenen Kapitels an.

· X ·

Phantastische Brandstiftungen

»Nun muss aber das Übergewicht des analytischen Vermögens die Phantasie notwendig ihrer Kraft und ihres Feuers berauben und eine eingeschränktere Sphäre von Objekten ihren Reichtum vermindern … Der Geschäftsmann hat gar oft ein enges Herz, weil seine Einbildungskraft, in den einförmigen Kreis seines Berufes eingeschlossen, sich zu fremder Vorstellungsart nicht erweitern kann. … bedarf es einer totalen Revolution in seiner ganzen Empfindungsweise …«

Friedrich Schiller

Was sind eigentlich Freiräume,

- in denen unsere Kinder ihre Phantasie spielend entfalten können?
- in denen das Erleben der Welt nicht programmiert, gemacht wird?
- in denen unsere Kinder eine aufsässige Kraft gegen Fremdbestimmung, Manipulation und Abhängigkeit entwickeln können? (Und zwar spontan, nicht wie Sarah erst mit therapeutischer Hilfe.)
- wo weder Werbung für alkoholische Getränke noch

Drogendealer oder wer auch immer mit welchen Stoffen, Glück, Entspannung, Selbstgefühlverbesserung versprechend, Zugriff auf unsere Kinder haben?

Wie sehen solche Freiräume aus?

Als ich die beiden folgenden Zeitungsberichte las, wusste ich eines: so mit Sicherheit nicht!

»Am 12.4.1992 startet 32 km östlich von Paris Europas größte Unterhaltungsmaschinerie. Elf Millionen Besucher erwartet das Management von Euro Disney im ersten Jahr der gigantischen Show im Zeichen der Mickey Mouse.
Die Retortenstadt im französischen Marnetal macht Schlagzeilen (...) Wer zu Disney kommt, muss sich keine Gedanken über den nächsten Programmpunkt machen, er muss sich nur von einer Attraktion zur nächsten treiben lassen (...) Wer der amerikanischen Reizüberflutung entkommen will, muss vermutlich auf die Toilette gehen.«
Neue Osnabrücker Zeitung, 21.12.91

»Die Betonspiele von Albertville. Olympia zerstört die Alpen. Das sind die Winterspiele der Superlative: Vier Olympiaorte sind bereits pleite: die Olympiaschanze ist vor Inbetriebnahme durch Bergschäden abgesackt; ein riesiger Stausee für den Wasserbedarf der Schneekanonen hat ein Hochgebirgstal unter sich begraben; für die Slalompiste ließen die Planer einen ganzen Wald brandroden. Es trifft sich die Jugend der Welt, um im französischen Albertville unter der Fahne mit den fünf Ringen

und unter dem Emblem des Hauptsponsors Coca Cola darum zu kämpfen, wer auf dem Treppchen ganz oben stehen darf. Die Verliererin steht bereits fest: Bevor die olympische Fahne wieder eingerollt ist, muss die Alpenregion von Albertville zum ökologischen Notstandsgebiet erklärt werden.«
»ran«, Februar 92

Die Zeichentrickfilmfigur Mickey Mouse und der olympische Gedanke haben eine traurige Gemeinsamkeit: Aus dem schöpferischen Entwurf wurde ein Alptraum der Manipulation und Ausplünderung. Das Gegenteil dessen, was die Eigentümlichkeit eines schöpferischen Entwurfes ausmacht, war in beiden Fällen dessen Folge – automatisch reagierende Menschen in einer automatisierten »Landschaft«.

Dahinter steht eine Sicht der Welt, in der Mensch und Natur zum Objekt gemacht werden. Mensch und Natur werden nicht auf ihre wahren Bedürfnisse hin und das, was ihnen *nachhaltig* guttut, befragt. Vielmehr werden sie auf ihre Beherrschbarkeit hin untersucht sowie ihre kurzfristige (Aus-)Nutzbarkeit. Das bewährte forstwirtschaftliche Prinzip der Nachhaltigkeit, nur so viel Holz innerhalb eines Jahres zu schlagen, wie gleichzeitig nachwächst, wird 20 Jahre später zwar mehr denn je als Leitgedanke für einen pfleglichen Umgang mit Ressourcen beschworen. Aber nach wie vor wird geplündert. Sei es die selbst verantwortete Plünderung der Sportler durch Doping, oder sei es das, was unter den zunächst harmlos klingenden Begriffen wie zum Bespiel »Verdichtung«, »Flexibilität«, »Effizienz« und »Qualitätsmanagement« sich allzu oft als eine neue und offenbar legitime Variante von Ausbeutung darstellt. Ein weiterer Sprachzusammenhang, in dem Menschen auf ihre Funktion oder ihren Marktwert reduziert erscheinen, verdeutlicht dies. Die Rede ist von Humankapital oder Menschen als Kostenfaktoren, Leistungserbringern, Konsumenten mit guten und schlechten Risiken für das Versicherungsgeschäft. Und Sprachspiele spiegeln stets nicht nur Einstellungen und Menschenbilder wider, sondern formen diese gleichzeitig auch.

Eine beziehungsverarmte Marktwertorientierung kann dann verinnerlicht – im Sinne von: »Mein Wert als Sportler oder Manager« – als »Erfolgssucht« strukturelle Gemeinsamkeiten mit stoffgebundenen Süchten aufweisen. Und zwar, indem dranghaft subjektives Wohlbefinden und kurzfristiger Erfolg ohne Rücksicht auf zerstörerische Langzeitfolgen manipulativ verwirklicht werden. So gesehen könnte die Weltwirtschaftskrise 2008 durchaus auch als eine Art Entzugsdelir verstanden werden.

Beziehungsverarmung zeigt sich auch in der medizinischen Versorgung – und das gleich auf doppelte Weise.

- Unter dem zunehmenden Kostendruck wird immer wieder nach neuen Kriterien gesucht, was, wie und womit bezahlt wird. Menschliche Beziehung gehört in der Organmedizin kaum dazu. Obgleich doch gerade eine tragende Beziehung für das Kohärenzgefühl und damit für jeden Genesungsprozess von großer Bedeutung ist!
- Medizin, seit einigen Jahren auch die »Seelenmedizin«, weist nach ihrem Selbstverständnis ihre besondere Dignität nur auf, wenn sie eine ganz und gar *naturwissenschaftliche Medizin* ist. Eine solche Medizin nötigt aber zwangsläufig. Sie macht den Menschen

> wie im naturwissenschaftlichen Experiment zum Objekt, indem sie ihn nur auf streng umgrenzte Fragen antworten lässt.

Die Folge dessen ist das große Unbehagen an einer distanzierten und distanzierenden Apparate- und Verwaltungsmedizin. Der ursprüngliche Ansatz der Medizin, den Menschen helfen zu wollen, verkehrte sich teilweise ins Gegenteil. Ärger und Frustrationen waren die Folge. Helferinnen und Helfer erkrankten selber – sehr oft an einer Sucht oder einem »Burnout«.

Dagegen gilt die These des Arztes Michael Balint, man solle dem Patienten jeweils wie einem neuen Kunstwerk gegenübertreten, die eine radikale Sichtänderung in der Medizin einfordert, bis heute. Über die Arbeit in den so genannten Balint-Gruppen sowie die in Deutschland als Weiterbildungsmöglichkeit dazugehörige Psychosomatische Grundversorgung wurde es möglich, diese These für die Arbeit des Organmediziners fruchtbar werden zu lassen.

In der Balint-Gruppenarbeit werden die Beziehungen zu einem – meist »schwierigen« – Patienten thematisiert. Über diesen Patienten berichtet ein Arzt zunächst, und zwar ohne irgendwelche technischen Hilfsmittel.

Wesentlich ist für die Balint-Gruppenarbeit, dass einige Teilnehmer sich mit dem Patienten identifizieren, andere mit dem Arzt, der eben diesen Patienten vorgestellt hat. Für beide bzw. deren Beziehungen werden von den Teilnehmern spielerische Phantasien entbunden, die dem vorstellenden Arzt helfen, für seinen Patienten und vor allen Dingen für die Beziehung zu diesem ein besseres Verständnis zu entwickeln.

Über das Bild von dem Patienten und seinem Arzt, das über die gemeinsame Phantasie entsteht, lassen sich die Teilnehmer ansprechen. Es kommt auf diesem Wege etwas zur Sprache, was grundsätzlich nicht vermessen werden kann.

Die Balint-Gruppe stellt so einen Freiraum dar, in dem mit sparsamsten »technischen Mitteln« gearbeitet wird. Entscheidend ist, dass in diesem Freiraum eine »brennende Phantasie« das analytische Vermögen der Ärzte bzw. Ärztinnen nachhaltig befruchtet. Über diese Phantasie erst wird der Patient bzw. die Patientin mit ihren wahren Bedürfnissen gegenwärtig, und zwar in einem Raum, in dem die Teilnehmer die Chance haben, sich ansprechen zu lassen – so wie sie sich von einem Kunstwerk ansprechen lassen würden.

Entscheidend für den Freiraum Balint-Gruppe sind die Sparsamkeit der Mittel, das Verweilen bei einem Eindruck sowie der Versuch, die Phantasien bildhaft auszudrücken.

Wenn wir nun zwei dieser Kriterien – Sparsamkeit der Mittel sowie das Verweilen bei einem Thema – auf die Orte Euro Disney oder andere »Vergnügungs- und Freizeitparks« mit ihren mannigfachen »Events« anwenden, dann sehen wir sofort, warum solche Orte eben keine Freiräume für die Phantasie darstellen können.[14]

Umgekehrt gilt jedoch, dass eine brennende Phantasie solche Orte nicht benötigt. Und an dieser Stelle wird es sehr kritisch. Für den Umsatz, den Konsum in unserem Land ist eine brennende Phantasie gefährlich. Es kommt ein Zirkel

14 Ausdrücklich sei hier vermerkt, dass Sparsamkeit der Mittel nicht meint, dass keinerlei »Mittel« notwendig sind.

in Gang, der genau dem der Suchtentstehung entgegengesetzt ist: Über eine Sparsamkeit der Mittel und ein Verweilen wird eine brennende Phantasie freigesetzt, die die Orte der Konsummanipulation in Schutt und Asche zerfallen lässt. Freiheit von und vor Konsumvergiftungen fördert nämlich die Phantasie und setzt sich in viele Lebensbereiche immer weiter fort.

Warum meinten nun aber eine Sparsamkeit der Mittel sowie das Verweilen nicht eine öde, freudlose Welt, in der auf alles verzichtet werden muss, sondern vielmehr eine Welt, die in unserem Zusammenhang am ehesten beschreibbar ist mit der des Huckleberry Finn?

Wir erinnern uns: Huckleberry Finn hat ja zusammen mit Tom Sawyer viel Geld gefunden, »es war 'n schrecklicher Haufen Geld, als wir es ausgegraben haben. Na, Richter Thatcher nahms an sich und legte es für uns an, und es warf für jeden von uns 'nen Dollar täglich ab, jahraus, jahrein, mehr, als einer von uns brauchen konnte«.

Huckleberry Finn brauchte sich nicht viel zu kaufen, da er alles, was ihn reich machte, bereits in seiner Welt vorfand: Zeit zum Träumen, Freunde zum Spielen, Räume zum Gestalten und Verweilen! Was damit konkret gemeint ist, soll im nächsten Kapitel weiter ausgeführt werden.

· XI ·

Zeit zum Träumen – die Natur in Freiheit setzen

»Freiräume sind verpönt, der Mensch im Freiraum könnte ja anfangen zu denken, sich emanzipieren von Medien ...«

Werner Hill

Rike lachte: »Seit sechs Jahren bemühe ich mich, aus meinem Reihenhausgarten einen englischen Garten zu machen – aber das ist gar nicht so einfach.« Warum denn einen englischen Garten, fragte ich Rike, als sie in einer Therapiestunde darauf zu sprechen kam. »In meinem Garten möchte ich träumen, der muss geheimnisvoll sein. Ich möchte da auch etwas entdecken ... Über meinen Haselnussbusch kann ich mich freuen. Wenn der im Februar oder März schon blüht ... erst die Schneeglöckchen darunter, später die Osterglocken, das bedeutet für mich ganz viel. Ich denke auch an den Sommer und wie wir als Kinder Haselnüsse im Herbst gesucht haben, uns Verstecke und Höhlen im Garten gebaut haben. Wenn ich von meinem Schreibtisch in den Garten sehe, vergesse ich die Zeit, jedenfalls die, in der ich meine Akten erledigen wollte. Vielleicht werden Sie lachen, aber das ist ganz viel Reichtum …«

»Das hört sich fast so an, als ob auf einmal mehr aus der Zeit wird. Erinnerungen an Vergangenes und damit verknüpfte Erwartungen an Zukünftiges sind in einem Augenblick zugleich gegenwärtig«, warf ich ein.

»Meine Tagträume, die ich wiederentdeckt habe, sind sehr wichtig für mich. Ich kann darüber zur Ruhe kommen, bevor ich etwas geleistet habe. Wir hatten ja schon mal darüber gesprochen – so das 150-Prozentige … Und wenn ich mir früher etwas gönnte, dann hatte ich das Gefühl, da schaut mir jemand über die Schulter und sagt dann: ›Noch nicht einmal ihre Freizeit kann sie vernünftig nutzen.‹ Abschalten lag eigentlich nur drin, wenn ich mir einen reinzog … oder ich machte mich zu, wenn ich mich vor die Flimmerkiste setzte.«

Als Rike erzählte, fiel mir – bei dem Versuch, mitzuschreiben – der Unterschied zu ihrer anfänglich sehr distanzierten Erzählweise auf. Man konnte ihr jetzt in ihrer Lebendigkeit recht gut zuhören. Doch plötzlich schaute ich in meinen eigenen Garten. Mir fielen dann die »zwei Sorten« früherer sonntäglicher Spaziergänge mit meinen Eltern zur Herbst- und Weihnachtszeit ein. Im Schlossgarten, einem englischen Park, war es besonders im Herbst schön – die Laubfärbungen und die Laubhaufen, durch die man »latschen« konnte, dazu Kastanien sammeln. In der Vorweihnachtszeit war es sehr geheimnisvoll – wozu die Zweige und die roten Beeren an den Eiben und Ilex-Büschen wohl noch gebraucht würden? Ob hier der Nikolaus vorbeikommt?

Grässlich dagegen die Spaziergänge im botanische Garten (damals!). Der war so nach der Art eines französischen

Gartens angelegt: abgezirkelt, geometrisch, langweilig. Der einzige Spaß war der, auf dem frisch Geharkten herumzutrampeln.

Ich löste mich aus meinen Träumen und schwang zu Rike zurück. »Ich glaube, ich kann Sie gut verstehen, in einem Bruchstück messbarer Zeit ist ganz viel gelebte Zeit wieder gegenwärtig, ganz viel Lebendigkeit und gleichzeitig auch Ruhe. Und wenn es nicht so abgedroschen wäre – verwirklichtes Selbst.« Rike nickte.

Was Rike in dieser Stunde vermittelte und was auf mich selbst offensichtlich sehr ansteckend gewirkt hatte, heißt im psychoanalytischen Sprachgebrauch Regression, das heißt »Zurückschreiten« in die Erlebensweise des Kindes.

Dieser in der Psychoanalyse häufig gebrauchte Begriff ist nun hier – wo es um das Aufsässig-Poietische geht – manchmal recht dürftig.[15]

Viel schöner und prägnanter ließe sich das Thema der Stunde mit einer Wendung aus den bald 200 Jahre alten schillerschen Briefen zur ästhetischen Erziehung erfassen: »Die Zeit in der Zeit auf(zu)heben, Veränderung mit Identität zu vereinbaren.« Schiller bezieht diese Wendung auf die Funktion des für ihn so wichtigen Spieltriebes:

In unseren Gedankenspielen hatten Rike und ich die Begrenzung der physikalisch messbaren Zeit außer Kraft gesetzt, d. h. aufgehoben.

---

15 Hilfreicher ist allerdings schon die Formulierung »Regression im Dienste (also zur Bereicherung) des Ichs« von E. Kris, die hier auch zuträfe. Dies meint eine vorübergehende Verabschiedung vom »Funktionierenmüssen« des Erwachsenen und Hinwendung zu »kindlichen« Erlebensweisen, z.B. den Übergangsphänomenen (siehe Kapitel IV). Auch die Terminologie der jungschen Schule hat gerade zum Schöpferischen einiges mehr aufzuweisen und z. B. das therapeutische Malen stark beeinflusst.

Weiterhin hatten wir in einer kurzen Zeitspanne – der unseres Spielens mit den Gedanken – in Form der Erinnerungen und der Erwartungen die Vergangenheit und Zukunft in unsere jetzige Gegenwart hineingeholt und dort gut aufgehoben und es damit geschafft, die Zeit aus dem Schrecken, dem Terror, der ihr eigen sein kann, zu lösen. Die Zeit wurde so zu etwas Freundlichem erhöht – also auch gut aufgehoben.

Herbert Marcuse nimmt in dem Buch »Triebstruktur und Gesellschaft« diesen Gedanken auf, wenn er formuliert: »Die Kraft, die die Zeit besiegt, ist die *Erinnerung*.« Die motivierende Schubkraft, die diesem Moment innewohnt, möchte er revolutionär verwendet wissen.

Für unsere Zwecke reicht jedoch schon etwas weniger – zum Beispiel ein Garten. Jedoch einer, der mehr als nur gut geharkte oder gepflasterte Wege, 1,5 cm Einheitsschnittrasen – es sei denn zum Fußballspielen – und Friedhofsbepflanzung mit Wacholder und Lebensbäumen aufzuweisen hat. Büsche – möglichst wenig gestutzt – und Bäume mit »Dreckslaub«, eigene Pflanzen für das Kind, vielleicht sogar ein eigener Baum – das wäre schon etwas. Aber auch ein Blumentopf mit dem eigenen Baum – der an geeigneter Stelle dann wieder ins Freie gepflanzt wird – auf der Fensterbank oder auf dem Balkon wäre schon hilfreich für unser Anliegen.

Warum?

Angesprochen ist damit das schon von Adolf Portmann vertretene Konzept der »primären Weltsicht« der Kinder. Dies meint sowohl kultur- als auch lebensgeschichtlich eine frühe Fähigkeit möglicher Naturerfahrungen. In dieser Weltsicht zeigen sich Bäume, Sträucher, Blumen, Wol-

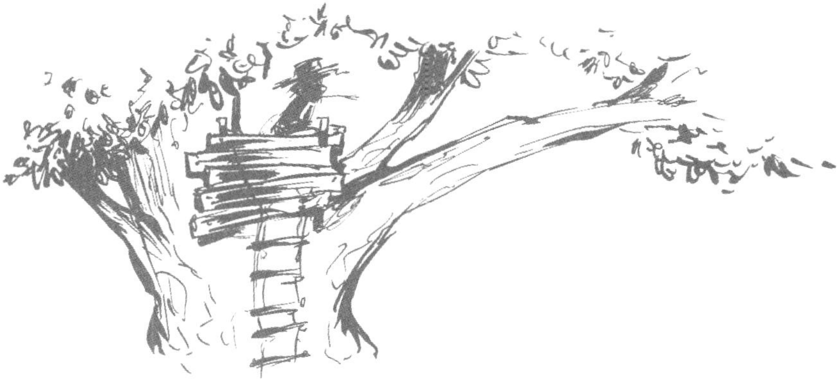

ken, Regen, Blitz und Donner gleichsam beseelt, sie werden zu einem antlitzhaften Gegenüber.

Ein solches Gegenüber korrespondiert mit uns noch, spricht uns noch an – sofern eine solche Ansprache einmal möglich war –, wenn wir schon lange den biologischen Unterschied zwischen Baum und Mensch kennen. Dies bewirkt, so Portmann, in einer etwas feierlichen Formulierung, »einfühlendes Denken, in dem das Weizenkorn in der Erde und sein Keimen zum Gleichnis von Tod und Auferstehung der Seele wird. Dieses primäre Denken geschieht in einem Gewebe aus Imagination und Verstehen, das an allen großen Geisteswelten mitgestaltet hat, die heute auf Erden in Menschen am Werke sind«.

Zur kulturellen Entwicklung gehört der (tag)träumerische Dialog mit der belebten Umwelt, dem Werden und Vergehen, den Symbolen, in denen sich erlebte Zeit verdichtet. Welchen Reichtum Dichtung vermitteln kann, wird in diesem Zusammenhang deutlich.

Die Fähigkeit, sich von der Umwelt auf diese Weise ansprechen zu lassen, verweist noch auf ein anderes Moment.

In einem merklichen Kontrast zum PISA-Geist hat »Die Grundschulzeitschrift« seinerzeit noch in ihrer Ausgabe vom April 1992 unter dem Titel »Stöbern, Stutzen, Staunen – Umwelt wahrnehmen und begreifen« die primäre Weltsicht des Kindes als Thema aufgegriffen. Ziel ist eine (Wieder)belebung staunender und lustvoller Aufmerksamkeit gegenüber der Umwelt, und zwar bei »alltäglich vertrauten Gegebenheiten«. Dargestellt wird dies an einem Experimentalspiel mit Schweben, Aufsteigen und Sinken. »... Das sind ja nicht nur Widerfahrnisse, anhand derer ein auf Physikwissen erpichter Sachunterricht bestimmte Gesetzlichkeiten illustrieren und beweisen kann. Wer nur auf diese Gesetzlichkeiten aus ist, der ist in Gefahr, die Faszination und die Ausstrahlung von Phänomenen zu vernichten, für die gerade Kinder im Grundschulalter noch sehr empfänglich sein können – die Dinge der Natur sind ihnen ja noch nicht eine tote und kalte und gleichgültige Ansammlung von Tatsachen wie für viele Erwachsene.«

Wenn diese Erwachsenen die Fähigkeit, sich in tagträumerischer Weise von ihrer Umwelt ansprechen zu lassen und so stöbernd, stutzend und staunend innerlich viel zu erleben, verloren bzw. nicht ausreichend erworben haben, dann verlieren sie einen Teil ihres Eigen-Sinnes. In diesem Augenblick sind sie auf Mittel, Medien, »Dröhnungen« angewiesen, um etwas zu erleben. Es reicht nicht mehr das, was um sie herum geschieht. Keine Sparsamkeit der Mittel, sondern immer neue Mittel und Medien sind angesagt. Die Zeit, die Augenblicke werden von fremden Herren, die daran gut verdienen, beherrscht. Vielleicht wäre es doch so eine Art Revolution, wenn diese Herren – wie die Grauen Herren in Momo – ihre Macht verlören.

Ich träume mir ein Land

Ich träume mir ein Land,
da wachsen tausend Bäume,
da gibt es Blumen, Wiesen, Sand
und keine engen Räume.
Und Nachbarn gibt's, die freundlich sind,
und alle haben Kinder,
genauso wild wie du und ich,
nicht mehr und auch nicht minder.

Ich träume mir ein Land,
da wachsen tausend Hecken,
da gibt es Felsen, Büsche, Strand
und kleine dunkle Ecken.
Und Nachbarn gibt's, die lustig sind,
und alle feiern Feste,
genauso schön wie deins und meins,
und keines ist das Beste.

Ich träume mir ein Land,
da wachsen tausend Bilder,
da gibt es Rot und Grün am Rand
und viele bunte Schilder.
Und Nachbarn gibt's, die langsam sind,
und alles dauert lange,
genauso wie bei dir und mir,
und keinem wird dort bange.

Erika Krause-Gebauer

· XII ·

Phantasien über ein Kinderzimmer

»Eigentlich war es gemütlich im Tischlerschuppen. Da gab es so viele Holzstücke und Bretterreste, aus denen man etwas machen konnte. Michel schnitzte sich jedes Mal, wenn er nach irgendeinem Unfug im Tischlerschuppen saß, ein lustiges Männlein.
Er hatte bereits fünfundvierzig, und es sah ganz so aus, als könnten es mehr werden.«

Astrid Lindgren

Wenn der siebenjährige Markus in den Grundschulunterricht meiner Frau kommt, dann hat er zwischen sechs und acht Uhr – Vater schläft, Mutter ist zur Frühschicht – schon fast zwei Stunden lang DVDs gesehen. Dann zappelt der arme Teufel sich vier Stunden durch den Unterricht, so als ob er sich jeden Augenblick vergewissern müsste, dass er sich selbst noch spürt. »Ich zappele, also spür' ich mich, also bin ich«, könnte man in Abwandlung des bekannten cartesischen Satzes sagen. Nachmittags sitzt er mit Freunden vor seinen Computerspielen und hat die Spielkonsole gut im Griff. Abends zappt er sich zusammen mit seinem Bruder, der Mutter und dem Großvater durch die unzähligen Fernsehprogramme. »Schlafen will er auch nicht richtig«, beklagte seine Mutter sich bei mir, als das Gespräch auf ihren Sohn kam. Allerdings war die Mutter nicht allein seinetwegen gekommen, sondern weil sie selber seit geraumer Zeit an verschiedenen Symptomen litt.

Ich habe dann verschiedentlich in Markus' Klasse beim Kunstunterricht zugeschaut. Es war schon beeindruckend, wie der Zappelphilipp plötzlich konzentriert mit Pinsel und Tusche umgehen konnte. Sogar das Wasserglas blieb auf dem Tisch. Das Thema lautete: »Die Farben feiern ein Fest.« Die Kinder hatten zuerst ein Musikstück – Orgel und Panflöte – gehört; eine Aufgabe bestand darin, das Klang-Bild in ein Farben-Bild umzusetzen.

Unsere Vermutung ist die, dass Markus in dem Augenblick, in dem er etwas nach seinen eigenen Möglichkeiten selber gestalten kann, nicht mehr zu zappeln braucht, weil er in viel eindrucksvollerer Weise sich seiner selbst vergewissern kann. Darüber hinaus kann er in dem Gestalten zunächst jenseits der Sprache sich selber einen *Ausdruck* geben, der sowohl auf andere als auch auf sich selbst als *Eindruck* zurückwirkt.

In diesem Augenblick entweicht Markus etwas der Herrschaft der »Grauen Herren«, die als Hardware- und Software-, Film- und Nachrichtenproduzenten über ihn herrschen. Gesichert wird diese Herrschaft durch die quälend gespannte Unruhe, die sich seiner bemächtigt, falls er tatsächlich mal seine Geräte ausschalten sollte. Denn in diesem Augenblick ist dann nichts mehr in ihm drin, weil alle Ein-Bildungen von außen aufgedrückt worden sind, er selten nur die Chance gehabt hatte, mit eigenen Ein-Bildungen zu antworten. (Hier unterscheidet sich übrigens das

Fernsehen bzw. die DVD auch vom Kino, weil allein schon der Nachhauseweg die Chance mit sich bringt, das eben Gesehene mit eigenen Bildern zu beantworten, das heißt zu verarbeiten.)

Wie könnte Markus' Kinderzimmer aussehen, damit er noch mehr Chancen hat, der Herrschaft der »Grauen Herren« zu entkommen?

Auf alle Fälle sollte kein eigener Fernseher in seinem Zimmer stehen. Kinder haben eben nicht die Freiheit – die ja auch schon die Erwachsenen kaum noch haben –, in einem guten Sinne über den Ausschaltknopf zu verfügen.

Aber was gehört in Markus' Kinderzimmer hinein?

Alles das, was ihn, wie im Kunstunterricht, zugleich aktiviert und beruhigt.

Alles das, worüber er sich ausdrücken kann und was auf ihn selber und die anderen wieder rückwirkend Eindruck macht. Alles, worin und womit er sich fühlt und wodurch er in seinem Tun sich wiederfindet.

Alles das, worin er sich mit all seinen Sinnen spüren und nicht nur visuell wie durch den Computer oder die Fernsehmattscheibe etwas erleben kann.

Warum denn die Erfahrung aller Sinne so wichtig sei? Der Computer ist doch auch wichtig, auch wenn sie damit nur spielen, das brauchen sie doch auch später für ihren Beruf, hört man von manchen Eltern.

Wenn wir aber an unseren Markus denken, so muss der sich erst einmal bewegen, um die quälende Spannung und

Unruhe loszuwerden. Dahinter steckt ein sensomotorisches Defizit, das meint einen Hunger nach Bewegung und Sinneserfahrung.

Sich bewegen können, die eigenen Kräfte und die eigene Gelenkigkeit dabei spüren, *selber* etwas in Bewegung setzen gehören mit zu einem gesunden Selbst-Bewusstsein. Dann wird eine Einschränkung der Beweglichkeit nicht so schnell als bedrohlich erlebt – wie zum Beispiel im Schulunterricht. Etwas anders ausgedrückt hieße das, dass die Autonomie nicht so krampfhaft ständig bewiesen werden muss.

Aber zur Erfahrung der äußeren Beweglichkeit gehört auch die Erfahrung der inneren Beweglichkeit. Letztere kann Erstere sogar teilweise ausgleichen.

So wie die äußere Beweglichkeit Gelenkigkeit und kraftvolle Muskeln fordert und fördert, so gilt dies im übertragenen Sinne auch für die Voraussetzungen der inneren Beweglichkeit – gemeint ist damit die Phantasie.

Eine kraftvolle Phantasie erfordert die Erfahrung aller Sinne einschließlich der Bewegungssinne, fördert gleichzeitig die Entfaltung der Sinnestätigkeit für eine spannende, lustvolle Welterfahrung. Es sind dann keine zusätzlichen Reize und Sensationen, wie zum Beispiel Horrorfilme, erforderlich. Es reicht das, was unmittelbar vorhanden ist. Damit wären wir wieder bei dem Stichwort »Sparsamkeit der Mittel«.

Kinder haben einen ausgesprochenen Hunger auf Sinneserfahrung. Allerdings, und das wäre dann Aufgabe der Eltern, wird dieser Hunger geeigneterweise auch mit Vollwertkost und nicht nur mit Schokolade gestillt.

Markus wurde sofort »still«, d. h. ruhig, aber nicht passiv, sondern sinnvoll und koordiniert aktiv, als er im Unterricht geeignete »Vollwertkost« für seinen Sinnenhunger bekam.

Genauso geht es auch mit vielen Patientinnen und Patienten, die bei uns aus einer mehr oder weniger im Vordergrund stehenden Suchtgefährdung heraus in den verschiedensten Therapien geeignetes Futter für ihren Sinnenhunger bekommen. Dies gilt insbesondere für Patienten mit Fress- und Magersüchten, Automatenspielsüchten oder einem noch nicht verselbständigten Drogen-, Alkohol- und Tablettenmissbrauch.

Was heißt es nun eigentlich, eine kraftvolle Phantasie zu haben?

Vielleicht lässt sich das an einem kleinen Beispiel am ehesten verdeutlichen.

Stellen Sie sich zunächst einen konkreten Gegenstand vor, wie zum Beispiel einen Ball oder Hammer, eine Schere, Kerze oder Nadel, ein Stück Kreide, Stoff, Holz oder Ähnliches. Und dann lassen Sie Ihre Gedanken laufen ... Wahrscheinlich wird Ihnen umso mehr und umso eindringlicher etwas einfallen, je mehr Sie diese vorgestellten Dinge irgendwann einmal persönlich in der Hand gehabt, bewegt, gefühlt, gerochen, geschmeckt haben.

In der Phantasie werden wir umso beweglicher, je mehr und je vielfältigere Sinneserfahrungen wir seit frühester Jugend aufgrund unseres Sinnenhungers gemacht haben. Es sind viele lebendige innere Bilder, die dann entstehen können. Diese ermöglichen uns Beweglichkeit und Freiheit, auch wenn die äußere Beweglichkeit – vorübergehend wie im Unterricht oder auch auf Dauer durch eine Körperbehinderung – eingeschränkt sein sollte.

Der zunehmende Automobilverkehr (das meint wörtlich: Selbstbeweglichkeit) mit all seinen Perversionen lässt jedoch den Verdacht aufkommen, dass hier umgekehrt in ungeeigneter Form innere Unbeweglichkeit durch vermehrte äußere Beweglichkeit ausgeglichen werden soll. Dabei handelt es sich gar nicht um eine Eigenbeweglichkeit, sondern um eine Ersatz- oder Prothesenbeweglichkeit, die nie die Befriedigung bewirkt, die eine tatsächliche Eigenbewegung ermöglichen könnte.

Das, was im Autoverkehr abläuft, erfüllt nahezu alle Kriterien einer Sucht:

- eine unzureichende Befriedigung über ein Ersatzmittel – mit gleichzeitiger Selbstbeschädigung,
- die Unfähigkeit zur Enthaltsamkeit gegenüber dem Ersatzmittel,
- Kritik- und Kontrollverlust.

Doch zurück zu unserer Ausgangsüberlegung. Die hieß: ausreichende innere Beweglichkeit aufgrund einer lebhaften Phantasie. Für diese wiederum ist eine intensive Erfahrung aller Sinne erforderlich!

Was gehört also in ein Kinderzimmer? Alles, was eben eine solche Erfahrung ermöglicht!

Hier eine Vorschlagsliste:

- einfache Bauklötze, vom Tischler, vielleicht auch von den Eltern zusammen mit den Kindern gefertigt, nicht zu klein, z. B. 3,5 × 7 × 14 cm, am besten ein ganzer Umzugskarton voll davon neben Fisher-Price und Lego;

- Knetgummi, Filzstifte, großflächiges Malpapier, z. B. alte Tapetenbücher;
- Papier, Pappe, Holz, Kleister, Hammer, Nägel, (später auch) Messer, das alles in Ergänzung zu vorgefertigten Spielzeugen;
- Stoff, Schere, Nadel, Faden und auch Kuscheltier anstelle von Barbiepuppen;
- Spiele wie Mensch-ärgere-dich-nicht, Mau-Mau und Mühle als alternative Möglichkeiten zu Computerspielen (darüber wird zugleich die familiäre Bindung gestärkt!);
- insgesamt so wenig elektronisch gesteuertes Spielzeug wie möglich;
- mehr Bücher als DVDs;
- ein Ramschkarton oder Ramscheckchen mit kaputten Autos, Schrauben und anderen Reliquien ist wertvoller als sterile Ordnung;
- Musizieren, Malen, Tüfteln, Theaterspielen sind hervorragende Rauf-Erfahrungen, aber bitte ohne Wettkampf und ohne Benotung;
- beim Kochen, Backen usw. »helfen« lassen, »Kräutergarten« im Blumentopf auf der Fensterbank, ein kleines Gemüsebeet im eigenen Garten.

Ein Kinderzimmer der Sinneserfahrung beginnt jedoch nicht erst an dessen Tür:

Ein festliches Menü, das fertig aus der Tiefkühltruhe kommt und im Mikrogrill erwärmt wird, spricht die Sinne und die Phantasie nämlich anders an als ein Menü, das mit den gleichen Zutaten *selbst* hergestellt worden ist. Das mag in den Ohren einer/eines überlasteten Hausfrau/-mannes zunächst wie Hohn klingen, vielleicht gelingt es aber doch, noch etwas klarer zu machen, was damit gemeint ist.

Ein kleines Kind, das im Prozess der Identifikation der Mutter/dem Vater beim Kochen hilft, vielleicht dabei den Blattsalat zum Beispiel nicht nur wäscht und putzt, zerkleinert und würzt, sondern auch noch das Glück hat, den Salat im Garten pflanzen und gießen, dann wachsen sehen und ernten zu können, feiert, was den Sinnenhunger angeht, ein Festmahl.

Das Suchen und Pflücken von Brombeeren, der Duft eines sonnigen Spätsommertages, die Kratzer an der Haut, das Getröstetwerden, die Freude, ein halbes Eimerchen gepflückt zu haben, die andere Hälfte (einschließlich Wurm) »gefuttert« zu haben, der Duft beim Kochen, das Abschmecken, das bange Warten, ob die Marmelade nun auch fest wird, der Stolz beim Betrachten der gefüllten Gläser – auch das meint ein festliches, ein sättigendes Ereignis für den Sinnenhunger.

In den Symbolen der Phantasie wird diese freudige – wenn man so will, genussvolle – Erfahrung der Sättigung des Sinnenhungers aufgehoben und erhalten, um jedes Mal als Freude und Genuss bei dem Verzehr einer Schnitte mit Brombeermarmelade mitzuschwingen. Dies hat nur eine Zusatzbedingung: Bei der sensomotorischen Erfahrung sollten mehr das Spiel, der Prozess als die Nützlichkeit des Produktes im Vordergrund stehen. Das Spielen allein ist schon nützlich und ernsthaft genug.[16]

16 Siehe auch Eckhard Schiffer: »Der entfremdete Hunger«, Basel/Baunatal 1990.

Und was ist mit dem Computer?

Nun, wenn er bei 13- oder 14-jährigen Kindern seinen Einzug in deren Zimmer hält, dann ist dieser Zeitpunkt noch früh genug, um aus den Kindern exzellente Computerfachleute werden zu lassen.

Insbesondere weisen auch die Ergebnisse der Hirnforschung seit den Neunzigerjahren daraufhin, dass nur über gleichzeitig einwirkende vielfältige Sinneseindrücke im Spiel verknüpft mit Bewegungserfahrung eine Hirnstruktur für ein bestmögliches Lernen entsteht. Der Computer ist aber mit Bewegungsarmut und einseitiger Sinneskost verknüpft. Kurz: Wer bis zum Alter von zwölf Jahren keinen Computer hat, aber viel spielt, kann innerhalb kürzester Zeit mit dem Computer intelligenter umgehen als jemand, der seine Kindheit vorwiegend vor dem Computer zugebracht hat.

Und wie viel Fernsehen/DVD sind am Tag zugelassen?

Für vier- bis siebenjährige Kinder ist eine halbe Stunde täglich, ggf. ein- bis zweimal pro Woche auch eine Stunde, gerade noch sinnvoll. Mehr – gleich welchen Inhaltes – lähmt die Phantasie, vergiftet die Seele. Auch für acht- bis zehnjährige Kinder sind maximal sieben Stunden Fernsehen pro Woche genug.

Mit dem Fernsehen ist es ungefähr so wie mit dem Alkohol: Dieser ist für Kinder schädlich, auch wenn es sich um ein »edles Tröpfchen« handelt.

Das Konsumverhalten der Eltern hat unmittelbare Einwirkung auf das der Kinder. Wesentlich ist dabei auch, für das soeben Gesehene die Möglichkeit eines Gespräches als Freiraum bereitzuhalten.

Und wie ist es mit Büchern? Findet bei einer Lesesucht nicht auch eine eingeschränkte Sinneserfahrung statt?

Schon, aber dafür entstehen viele eigene innere Bilder, sofern nicht nur Comics gelesen werden. Diese eigenen Bilder beziehen ihre Lebendigkeit aus den Emotionen, die die Lektüre hervorruft. Genauso wichtig ist dabei auch die Verknüpfung des soeben Gelesenen mit eigenen Vorerfahrungen. Es werden auf diese Weise Impulse freigesetzt, die erweiterte innere Szenerie an der äußeren Welt zu erproben.

Von daher sind die Vorgänge, die beim Lesen ablaufen, genauso wertvoll für die innere und äußere Beweglichkeit wie die Prozesse, die ihre Kraft aus der Sinneserfahrung bekommen.

Sollen wir unsere Kinder zu dem pädagogisch wertvollen Spielzeug zwingen? Was ist, wenn sie beim Nachbarn alles das tun, was sie bei uns nicht dürfen?

Hier ist Prinzipienbeständigkeit sicherlich von Prinzipienreiterei und Verbissenheit zu unterscheiden. Für jedes Kinderzimmer, das heißt die Erziehung, gilt Ähnliches wie für Rikes geliebten englischen Park: so viel freie Entfaltung wie möglich, so viel gärtnerische bzw. pädagogische Gestaltung wie nötig. Und unterscheidbar ist der englische Park vom französischen Park sowie vom brennnesselüberwucherten Wildgarten und natürlich auch vom asphaltierten Hinterhof.

Und noch ein Letztes: Gerade wenn es um die in diesem

Kapitel so häufig genannte Eigen-Ständigkeit geht – jedes Kinderzimmer braucht seine Geheimnisse, muss Möglichkeiten zum Rückzug aufweisen.

Kinder, die für ihre Eltern stets durchsichtig sind, weil diese als Therapeuten oder Pädagogen »immer nur gut verstehen«, sind arm dran. Auch ein Kinderzimmer, das so geordnet ist, dass es stets überschaubar und kontrollierbar ist, ist genauso schrecklich.

Oft bleibt dann nur noch die Flucht in die Computerwelt.

Hier haben die Eltern meist keinen Durchblick mehr, sodass – leider am ungeeigneten Ort – identitätssichernde Grenzen hochgezogen werden können.

Erinnert sei an die Fallgeschichten von Herbert und Rike, aber auch an Huckleberry Finn, der so erfolgreich – ohne Therapie – allen pädagogischen »Maßnahmen« entronnen ist.

· XIII ·

Bedrohte Freiräume – Wege aus der Enge

»Herr Keuner sah sich die Zeichnung seiner kleinen Nichte an. Sie stellte ein Huhn dar, das über einen Hof flog. ›Warum hat dein Huhn eigentlich drei Beine?‹, fragte Herr Keuner. ›Hühner können doch nicht fliegen‹, sagte die kleine Künstlerin, ›und darum brauchte ich ein drittes Bein zum Abstoßen.‹ ›Ich bin froh, dass ich gefragt habe‹, sagte Herr Keuner.«

Bertolt Brecht

An dieser Stelle sollen zunächst die bisherigen Überlegungen in einigen Sätzen noch einmal zusammengefasst werden. Der Hauptgedanke ist der, dass eine lebendige Phantasie unserer Kinder für eine »Immunisierung« gegen spätere Suchterkrankungen wesentlich ist.

Die besten Möglichkeiten für das Wachsen, Blühen und Gedeihen der Phantasie sind mit dem kindlichen Spiel gegeben, in dem Kinder Welt erfahren und gestalten. Spielen ist die sichtbare Seite der Phantasie.

Mit dem Spielen ist das Geschehen gemeint, in dem Kinder sich spontan und nach ihren eigenen Regeln entfalten und der Prozess selbst und nicht das Ergebnis, das Produkt das Entscheidende darstellt. Es handelt sich also – wie schon erwähnt – um ein Spielen im Sinne des englischen »play« und nicht Spielen im Sinne von »game«. Noch deutlicher unterscheidet sich das »match« davon. Insbesondere bei Letzterem tritt der Prozess gegenüber dem Ergebnis, zum Beispiel dem Sieg, zurück.[17] Bei dem »play«, noch deutlicher bei dem »fair play«, steht aber der Prozess selbst im Vordergrund.

Spielen im Sinne von »play« und »fair play« ist heute aus zwei Gründen heraus bedroht:

1. Die kindliche Erfahrungswelt wird nicht mehr dem Sinnenhunger gerecht. Zu nennen sind in diesem Zusammenhang
   - die »Unwirtlichkeit unserer Städte« (Alexander Mitscherlich), der Straßen und Wohnungen mit ihren Einschränkungen, nach Lust und Laune zu krabbeln, stolpern, rennen, toben, schreien, grölen, raufen, werfen, bolzen, klettern und so fort …
   - die unsinnlichen oder den Sinnen nicht angepassten elektronischen Spielzeuge, der Fernseh-, DVD- und Computerkonsum mit seiner Kolonialisierung der kindlichen Bilderwelt …
2. *Zu früh* wird ein Regel- und Leistungsprinzip in die kindliche Welt des »play« eingeführt. Zu schnell überwiegt das »game«-Prinzip der Erwachsenen, in dem das Ergebnis, der Sieg mehr als der Spielprozess, das Tun zählen. Oftmals wird das Spielen auch von einer nur den eigenen Narzissmus bedienenden beziehungsunfreundli-

17 match: Wettkampf, Kampfspiel.

chen Leistungssucht beherrscht. So kann es dann im »match« nur noch darum gehen, das Gegenüber als lästige Konkurrenz bezüglich des eigenen Selbstwertzuwachses *auszuschalten*. Ein solches Spielen erweist sich dann eher als antisozial. Im »fair play« hingegen gilt es, den anderen sich nach seinen Möglichkeiten entfalten zu lassen, ihn – und das sei bewusst etwas feierlich formuliert – in seiner Antlitzhaftigkeit nicht aus den Augen zu verlieren. Denn ebendies ist auf der neuropsychologischen Ebene Voraussetzung dafür, dass Aggressions*hemmungen* aktiviert werden.

Die in den letzten Jahren zunehmende leistungsorientierte Durchorganisation der außer- oder vorschulischen Zeit im Hinblick auf Wettbewerbe spricht aber Bände: Die Jugend musiziert, malt, turnt, tanzt, liest, reitet, spielt Schach, Tennis usw., und zwar wettbewerbsmäßig. Wo früher das von den Kindern selbst bestimmte Geschehen, also der Prozess im Sinne des »play«, im Vordergrund stand, wird heute das Geschehen von den Eltern organisiert und nur das Produkt, nämlich der Sieg, gesehen.[18] Und wenn es in den Endrunden bei diesen Wettbewerben drei Sieger gibt, gibt es natürlich eine viel größere Zahl noch an Verlierern, die in diesem »match« ausgeschaltet worden sind. Gehemmt werden Aggressionen in dieser Konkurrenz-Szenerie mit ihrem unreflektierten Leistungsideal nicht.

18 Parallel zum Ausufern dieser Wettbewerbsmentalität wurde für die genannten spielerischen Tätigkeiten ein wettbewerbsfreies Reservat benötigt und gefunden: die (meist) stationäre Psychotherapie. Zeitverschoben werden diese Aktivitäten im Sinne von »play« heute als Therapie benötigt und mit großem Kostenaufwand hier ermöglicht: Tanztherapie, Maltherapie, Musiktherapie, Märchentherapie, Spieltherapie, Erlebnistherapie …

Aber auch außerhalb dessen hat uns der Leistungsgedanke, ohne dass wir es merken, im Griff:

Als ich mit unserem ältesten Sohn in seinem neuen großen Sandkasten saß und er nach wiederholten väterlichen Vorgaben immer noch keine Burg bauen wollte, sondern seinen größten Spaß darin fand, mit den aus Sand geformten Törtchen um sich zu schmeißen, und dabei auch mich bewarf, beschlich mich ein zunehmendes Unbehagen. Warum, zum Teufel, baut er keine Burg, wo er jetzt einen so schönen Sandkasten hat, fragte ich mich.

Erst später, als ich den Sandkasten bereits verdrossen verlassen hatte, wurde mir klar, dass auch »im pädagogisch wohlverstandenen Interesse« meines Sohnes, die Burg einfach noch nicht »dran« war. Viel mehr war dran, dass er sich – erfolgreich – gegen mein aufdringliches Interesse wehrte. Bleibt noch anzumerken, dass er dann irgendwann mal anfing, über lange Zeit Spaß daran zu haben, große Stauseen und Bewässerungsanlagen innerhalb und außerhalb des Sandkastens zu bauen. Das organisierte er aber nicht mit mir, sondern mit seinem Freund oder seinem Vetter. Allerdings wusste er es schon dankbar zu schätzen, dass ich die elektrische Gartenpumpanlage für seine Zwecke zur Verfügung stellte.

Es ist heute allgemein so verbreitet, dass es gar nicht mehr auffällt, wie früh und intensiv Eltern angstvoll ihre Kinder betrachten, ob diese nun auch zeitgerecht die erwartete Leistung erbringen. Natürlich trifft es dann die Erstgeborenen besonders hart. Mittels Normaltabellen werden Längenwachstum, Zahnentwicklung, motorische Fähigkeiten und was sonst noch in seiner Normalentwicklung kontrollierbar ist, ängstlich und gespannt beobachtet. So wird auch in das Spielen hineingewirkt, damit das Kind rechtzeitig fit wird, bereits im Kindergarten etwas fürs Leben lernt. Und bei Bedarf wird auch schon im ersten Schuljahr ein Nachhilfelehrer bestellt.

Leistung wird als magisches Mittel gegen die Angst in der Welt eingesetzt. Es ist eine Welt, in der wir unter dem Eindruck verschiedener globaler Bedrohungen aufgrund möglicher atomarer und ökologischer wie auch wirtschaftlicher Katastrophen keine Geborgenheit mehr finden. Auch wenn Geborgenheit noch in der Kindheit möglich gewesen sein sollte, so ist sie im Erwachsenenalter doch in weite Ferne gerückt.

Dies umso mehr, als eine Geborgenheit in einem Gottes-Kindschaftsverhältnis wie zu Zeiten der Pest nicht mehr möglich ist.[19] Ebenso sind die tragenden Hoffnungsthemen wie »die Vernunft« im 18. Jahrhundert oder »Wissenschaft und Technik« im 19. und noch zu Beginn des 20. Jahrhunderts erschöpft. Der Slogan »No future« aus einem Song der Gruppe »Sex Pistols« Ende der Siebzigerjahre vermittelte mehr als eine nur vorübergehende modische Strömung. Gerade unter dem Eindruck der großen Finanzkrise 2008 ist dieser Slogan für viele allein schon aufgrund ihrer Sorgen um den Arbeitsplatz wieder ganz aktuell geworden.

Hinzu kommt als spezielle deutsche Problematik – notwendigerweise immer noch – das Unaushaltbare an der deutschen Identität seit Auschwitz. Um dennoch »überleben« zu können, werden zahlreiche Abwehrmechanismen mobilisiert. Hierzu gehören:

---

19 Siehe auch Anhang »Gottes-Kindschaftsverhältnis«.

Die bekannte Verdrängung der Angst, die Abtrennung, Verschiebung und Isolierung von Gefühlen. Unbeteiligt werden die Katastrophen im Fernseher verfolgt, wir fühlen uns nur »irgendwie« gelähmt, weil die Abwehr der Angst so viel Kraft bindet.

Ferner der illusionäre Glaube an die eigene Allmacht, von der Gentechnologie und dem PS-starken Automobil über die Siegermentalität der Sportler – der tragische Suizid des Torwarts Robert Enke im November 2009 hat eng auch damit zu tun – bis zur eigenen Leistung als Workaholic.

Leistung ist heute immer weniger freudiger Ausdruck eines eigenständigen oder eigenständig werdenden Subjektes, so, wie noch das Laufenlernen des Kleinkindes Leistungsfreude im Sinne einer »Lust auf Welt« oder »Funktionslust« vermitteln kann. Leistung vollzieht sich heute vielmehr vor dem Hintergrund der angstvollen Entborgenheit, aufgrund derer Leistung als magisches Mittel gegen Angst auch schon von den Kindern gefordert wird. Und ebendies bedeutet eine erhebliche Einschränkung der Autonomie, das heißt des eigenen Weges (siehe auch Kapitel XV).

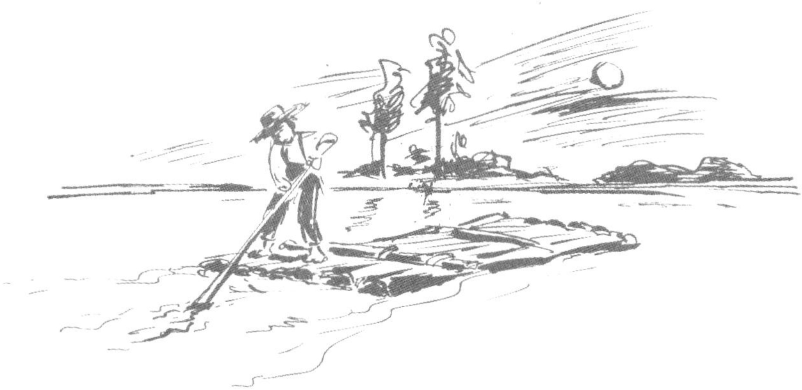

Ein anderes Motiv, sich der Leistungsmagie zu verschreiben, mag in der Hoffnung bestehen, darüber das irdische Leben mit seinen materiellen Möglichkeiten nicht zu versäumen, nachdem das ewige Leben als sinnstiftendes Moment für die diesseitige Lebensgestaltung an Bedeutung verloren hat. Die Folge dessen ist, dass sich immer mehr der Eindruck festsetzt, dass Geliebtwerden, Geborgenheit und Sinnfindung nur möglich sind, wenn vorher etwas geleistet, das heißt die Autonomie verraten worden ist. Dies gilt insbesondere für unauffällige Leistungsanforderungen wie »lieb, brav und leise zu sein« – vor allen Dingen in einer hellhörigen Sozialwohnung oder wenn Vater und Mutter genervt von der Arbeit kommen.

Das Streben nach Autonomie, das heißt nach dem eigenen Weg und der Selbstverwirklichung, ist heute so verzweifelt, weil die Motive des Handelns schon im Kleinkindesalter durchsetzt sind von der Fremdbestimmung des Leistungsauftrages. Von dem Kind wird Leistung vor dessen Akzeptanz gefordert.

Die elterliche Doppelaufgabe, die Kinder zu fördern, ohne deren Freiraum, in dem sie sich spielerisch entfalten können, fremdzubestimmen, ist schwieriger geworden.

Der Angstdruck, dem Eltern heute ausgesetzt sind, schlägt als störendes Moment stärker und nachhaltiger in die Welt der möglichen spielerischen Freiheitserfahrung durch als noch in den Zeiten, in denen es darum ging, die Kinder als Hilfskräfte für die wirtschaftlichen Nöte und Interessen der Familien einzuspannen. Gerade der früher noch übliche Freiraum in den ersten acht Lebensjahren wird heute durch den Erwartungsdruck immer mehr zerstört ...

Wegkommandieren lassen sich allerdings die Ängste und der magische Glaube an die Leistung nicht. Aber es kann schon hilfreich sein, einfach darum zu wissen.

Ein gebrochenes, skeptisches Verhältnis zur Leistungsbereitschaft ist beileibe nicht das Gleiche wie eine »Aussteigermentalität«. Am ehesten haben wir noch die Chance im Gespräch mit unserem Partner, den Nachbarn und Freunden, den Weg zwischen Leistungsvergötzung und Leistungsverweigerung zu finden und unseren Kindern einen Freiraum zu ermöglichen, in dem sie spielerisch ihre Lust auf Welt entfalten können. Vielleicht lässt sich im gemeinsamen Gespräch schon eher herausfinden, wenn wir die Welt unserer Kinder zu sehr durchorganisieren, so dass der Nachmittag nur noch mit vorgegebenen Aktivitäten – die wir für die Entwicklung unserer Kinder als nützlich ansehen – vollgepfropft ist.

Vielleicht lässt es sich auch gelassener ertragen, wenn wir mit unseren Freunden über unsere Sorgen und Ängste sprechen können und nicht nur unsere Kinder mit denen der Freunde und Bekannten vergleichen – wer denn wohl worin besser sei. Auch im gemeinsamen Spiel mit unseren Kindern spüren wir – wenn wir nur etwas sensibilisiert sind und die Chance haben, mit jemandem darüber zu sprechen –, wie viel wir organisieren, besser machen und Vorschriften herausgeben möchten, »damit aus dem Spiel etwas wird«, damit schließlich ein Produkt vorweisbar ist.

Ein Kochbuch mit Rezepten gibt es für das Spielen in den ersten acht Lebensjahren nicht, jedenfalls keines, das nicht wieder Schuldgefühle erzeugt oder neue Zweifel und Fragen hinterlässt. Wesentlich erscheinen ein kritisches Verhältnis zum Leistungsdenken (im Sinne einer Leistungsvergötzung) sowie der Gedanke, dass bei diesem Spielen der Prozess das Entscheidende ist und nicht das Ergebnis bzw. das Produkt.

Als Ende der Neunzigerjahre in Schleswig-Holstein die Schulnoten in den ersten vier Schuljahren versuchsweise abgeschafft wurden, kam es nicht zu einer gemeinsamen Willensbildung unter Eltern, Lehrern und Politikern. So konnte dieses mutige Experiment leider nicht fortgesetzt werden. In den schöpferischen Fächern wie Kunst, Musik, Sport und Werken wäre dies aber, wie schon mehrfach hervorgehoben, sogar bis zur 7. Klasse sinnvoll. Eine Besinnung auf das hohe gesundheitsförderliche Potential in diesen Fächern ohne Notenandrohung brächte vermutlich mehr als alle bloß informative »Drogenaufklärung«.

Am Anfang aller Aufklärung stünden die Selbstaufklärung über die suchtartige Verschreibung an das Leistungsprinzip unter Eltern und Lehrern und Schulbürokraten[20] sowie das Wissen darum, dass das Spielen im Sinne von »play« und die dazugehörigen Freiräume die wirksamste Immunisierung gegen Suchtgefährdung darstellen.

Wenn es um eine allgemeine Bewusstseinsveränderung geht, die damit auch angesprochen ist, so erscheint es vielleicht auch als sehr bedeutsam, dass Ängste spätestens seit dem ersten Golfkrieg 1991 nicht mehr so massiv abgewehrt werden müssen, sondern auch gemeinsam getragen werden können. Vielleicht ist auch von daher eine Milderung in der allgemeinen Selbstauslieferung an das Leistungsprinzip zu erhoffen. Die von vielen Menschen, insbesondere Jugendlichen, artikulierten Ängste und Proteste, die Mahnwachen

20 Die Rolle des Lehrers muss hier auch vor dem Hintergrund der bürokratischen Zwänge zur permanenten Notengebung, d.h. zur »Messung«, gesehen werden.

und Friedensgottesdienste mögen mitunter auch mehrschichtig motiviert gewesen sein. Entscheidend war jedoch, dass die Abwehrarbeit aufgegeben werden konnte. Angst war nicht mehr ein peinlich geschütztes Geheimnis, sondern zeigte sich offen als ein menschliches Gemeinsames. Besonders deutlich wurde dies dann zehn Jahre später angesichts der Terroranschläge vom 11. September 2001.

Im gemeinsamen Tragen der Angst geschah ein Doppeltes:

Angst musste nicht mehr als ein störendes Moment abgewehrt werden, das mit dem Selbstideal ständiger Funktionstüchtigkeit kollidieren könnte. Indem Angst so akzeptiert werden konnte, ohne anstößig zu sein, verminderte sich auch die Fremdheit des Einzelnen zu sich selbst.

Gleichzeitig verringerte sich die Fremdheit der Menschen untereinander. Indem sonst das fremdbestimmte Leistungsideal ständiger Funktionstüchtigkeit zwangsläufig in unserer Gesellschaft den jeweils anderen zum Konkurrenten und damit fremd werden lässt (siehe auch nächstes Kapitel), konnte hier in der Andacht, im Streik zum Nach-Denken eine produktive Gemeinsamkeit gefunden werden, die nicht in sich selbst kreiste, sondern verändernd über sich hinauswies.

Leicht zu unterscheiden ist diese Gemeinsamkeit von ihrer unproduktiven Variante in Form des wüsten Gegröles der Hooligans oder der Asylbewerber-Feindlichkeit bzw. chronischen Fremdenfeindlichkeit überhaupt. »Jede Minute ein neuer Asylant. Das Boot ist voll!« – (ungefähr) so sprang mir schon vor Jahren eine Bildzeitungsschlagzeile entgegen. Die Folgen sind bekannt.

Umso bemerkenswerter erscheint, dass bei einer Konfirmandenfreizeit der Quakenbrücker St.-Sylvester-Gemeinde mit dem Thema »Fremde« sich 50 Jugendliche meldeten und nicht nur 20 wie sonst üblich. Dabei waren außer den Konfirmanden auch »fremde« Katholiken und Jugendliche, die »sonst nichts mit der Kirche am Hut haben«, sich jetzt aber von der Gruppe und dem Thema angezogen fühlten und auch wiederkommen wollten.

In der Gemeinsamkeit um dieses Thema – dem Nachdenken, Phantasieren, Spielen, Erleben, Fühlen – ist beiläufig sicherlich mehr und konkreter zur Suchtvorbeugung getan worden, als jede bloße Aufklärung vermöchte.

Die Chancen auch von Gemeinde- und Kirchentagen mit ihren Entfaltungs- und Kommunikationsmöglichkeiten sind groß. Das Gleiche gilt entsprechend auch für andere kommunikative Treffs und Veranstaltungen in der freien Jugendarbeit. Wesentlich ist jedoch, dass diese nicht im Zusammenhang mit Konkurrenz und Leistungsanforderung steht. Geselligkeit in Sportvereinen hat demnach ein Doppelgesicht. Einerseits ist durchaus die »Holding-Function« in der Kommunikation, dem gemeinsamen Interesse und dem gemeinsamen Tun zu würdigen. Auf der anderen Seite wird Sport heute leider nicht ausreichend als »Breitensport« betrieben. Die Doping-Skandale sind keine zufälligen Entgleisungen, sondern stellen nur die Konsequenz eines nahezu durchgängig geltenden »höher, schneller, weiter« dar. In dessen Perversion zeigt sich überdeutlich die Leistungssucht (vergleiche: Geltungssucht) als eine Ausplünderung der – menschlichen – Natur.[21]

---

21 Das heißt nicht, dass eine produktive Jugendarbeit im Sportverein grundsätzlich nicht möglich wäre. Hierzu gehören aber Talent und Phantasie von Persönlichkeiten, die die destruktiven Impulse eines pathologischen Leistungsdenkens abfangen.

Eine ähnliche Deformierung hat auch die Schule erlitten. Die Holding-Function der früheren Klassengemeinschaften ist heute vom vereinzelnden Konkurrenzdenken überrollt worden. Über Wege und Möglichkeiten, aus diesem Dilemma herauszukommen, mehr im nächsten Kapitel.

Offener Brief an den Rat der Stadt

Sehr geehrte Stadtmütter und Stadtväter,

falls es in Ihrer Stadt noch kein alkoholfreies Jugendcafé geben sollte, das frei von kommerziellen Interessen einen Entfaltungsraum für Jugendliche ermöglichen könnte, dann wissen Sie natürlich, warum:

Es fehlt Ihnen das Geld für zwei Sozialarbeiter, insgesamt ca. 65.000 Euro im Jahr.

Diese Sozialarbeiter müssten dann nicht nur organisieren, sondern gleichzeitig auch beraten können. Mit ihrem »offenen Ohr« und der Fähigkeit zum Zuhören stellten sie gerade für gefährdete Jugendliche die erste Anlaufstelle im Konfliktfalle dar. Da es sich um eine streckenweise frustrierende und spannungsgeladene Tätigkeit handelt, sollten diese Sozialarbeiter selbst auch in ein stützendes Bezugssystem eingebunden sein und Supervisionsmöglichkeiten haben. Wegen des langen Atems, der für die Motivationstätigkeit in der Jugendarbeit erforderlich ist, sollten die Sozialarbeiter nicht wegen eines eigenen »Burn-out«-Syndroms alle zwei Jahre wechseln müssen. Aufgrund der erforderlichen Kontinuität wären ABM-Stellen auch nur zusätzlich und nicht alternativ zu einer Planstelle sinnvoll.

Es fehlen auch Räumlichkeiten, in denen eine solche Jugendarbeit zumindest begonnen werden könnte. Dazu bräuchte man mit Nebenräumen wenigstens schon 60 m^2, möglichst im Stadtzentrum, und vor allen Dingen nicht »die letzten Löcher in irgendwelchen abbruchreifen Gemäuern«. Natürlich würde die Unterhaltung der Räumlichkeiten auch Geld kosten.

Es fehlt an kurzfristig motivierbaren Jugendlichen, die ebenfalls mit einem langen Atem ein solches Konzept mitentwickeln und -tragen könnten. Diejenigen, für die eine solche Einrichtung besonders wichtig wäre, sind oft schon so zugedröhnt, dass es erst einer längeren Anlaufzeit bedürfte, um an sie überhaupt erst einmal heranzukommen. Es stimmt also, wenn Sie darauf verweisen, dass es kaum Jugendliche gibt, die spontan von sich aus ausreichend klar und engagiert ein Eigeninteresse formulieren.

Es fehlt Ihnen, sehr verehrte Stadtmütter und Stadtväter, möglicherweise die gedankliche Schlussfolgerung, dass Sie in diesem Fall die Priorität für ein Jugendcafé mit dem nicht ganz unproblematischen »wohlverstandenen Interesse« für die Jugendlichen begründen müssten.

Es fehlt nicht an Vorschlägen für Aktivitäten, die das Vehikel für die »Holding-Function« abgeben könnten. Damit sind »der Geist«, die Stimmung, die Interessen- und Motivationslage und insbesondere auch Geborgenheit beim Zusammensein gemeint.

Aber eben diese bedürften dann auch der Pflege durch die kontinuierlich anwesenden Mitarbeiter.

Zu nennen wären an Aktivitäten: gemeinsame Schularbeiten, »Klönen«; Spielen, Musik, Tischtennis, Billard; Ausstellungen von Schülerarbeiten (z. B. Photo-AG), Informationsbörse (Pinnboard), Discoabend mit Moderator, Filmgruppe; Laienspiel, Schattenspiel, Stegreifspiele, Schach; Bücherei; Gesprächsabende mit Politikern, Umweltfachleuten, Berufsinformationen durch örtliche Arbeitgeber; Gestaltungsarbeiten; Marionetten, Töpfern, Biotope anlegen; Nachtwanderungen, Floßbau, Lagerfeuer usw.

Aber all dies wäre kein »Fütterungsangebot«, nicht ein Buhlen mit Attraktivitäten, sondern Vehikel zur Kommunikation.

Dementsprechend wären auch die Öffnungszeiten so zu legen, dass sie der Kommunikationsbedürftigkeit und -möglichkeit der Jugendlichen vor Ort gerecht werden. Konkurrenz mit anderweitigen Einrichtungen wäre zu vermeiden.

Sehr verehrte Stadtmütter und -väter, wie wir alle sehen, fehlt Ihnen sehr wahrscheinlich zu viel – im Vergleich zu dem, was Sie haben –, um sich zu einem nicht kommerziellen Treff für Jugendliche entschließen zu können.

Was wir nicht wissen und was nur Sie sehen können, ist, ob es eigentlich nur der Mut ist, der Ihnen fehlt, sich auf etwas Unsicheres, Neues, aber dennoch Not-Wendiges einzulassen, und die Fähigkeit, aus früheren oder andernorts vollzogenen Fehlentwicklungen zu lernen.

Mit herzlichen Grüßen

Arbeitsgruppe Jugendcafé Quakenbrück

· XIV ·

Schule – lässt sich die Verknotung von Dauerfrust und Sadismus lösen?

»... das war das Schlimmste in der Zeit: die für die Gymnasiallehrerkreatur fast charakteristische Eigenschaft der Angst vor jeglicher Neuerung.«

Aus der Abschiedsrede der Schülersprecherinnen Birte Förster, Judith Gärtner, Claas Schiffer, Oktober 1991, in: »Das Wendeblatt« Schülerzeitung am Artland-Gymnasium Quakenbrück, 9. Jahrgang November 1991.

»Was heute überrascht und erschreckt, ist der allenthalben spürbare Verlust an äußerer Glaubwürdigkeit zugleich mit einer echten inneren Verunsicherung der Lehrer und die ruinösen Folgen, die in den letzten 15–20 Jahren daraus entstanden sind. Ein ganzer Berufsstand scheint den Anforderungen, die an ihn gestellt werden, nicht mehr gewachsen zu sein.«

Sabine Etzold

Wenn ein pathologisches Leistungsideal zur Angstabwehr als wesentlich für die Entstehung von Sucht angesehen werden muss, dann erscheint es plausibel, dass »die« Schule bzw. das, was an diesem Ort zwischen Lehrern und Schülern und Eltern geschieht, ein besonderes Interesse verdient.

Allerdings kann hier nur thesenhaft und unvollständig das aufgegriffen werden, was in unserem Zusammenhang zur Suchtvorbeugung von Bedeutung sein könnte.[22]

Je mehr der Leistungs- und damit der Konkurrenzdruck steigen, desto stärker ist die Vereinzelung der SchülerInnen. Damit steigt auch die Bereitschaft, sich wie die Hooligans in einer destruktiven Gemeinschaft gegen die LehrerInnen bzw. die Institution Schule zusammenzufinden. Oft trifft es dann gerade die jungen LehrerInnen, die zunächst versuchen, in einer moderaten und humanen Art ihren Schülern zu begegnen.

Die Entwertung, die die Lehrkräfte an sich erfahren, kann im bestehenden Schulsystem kaum reflektiert und verkraftet werden. Die Folge ist, dass sich überdurchschnittlich häufig psychosomatische Erkrankungen oder anderweitige psychotherapiebedürftige Störungen bei den LehrerInnen einstellen. Oft werden diese mit »Angeboten« aus dem freien Psychomarkt »bedient«. Die Kleinanzeigen in Lehrerzeitschriften, die »Re-birthing«, »Encounter«, ganzheitliche Schrei- oder Körpertherapien vom Sauerland bis Sardinien versprechen – in Gruppen noch preiswerter –, sind symptomatisch.

Alternativ zum Leiden kann sich eine große Distanz zu den SchülerInnen einstellen. Diese zeigt sich dann – trotz des Engagements für das Fach – im kalten Zynismus oder in einer desinteressierten, laschen Einstellung zum Unterricht. Das Interesse konzentriert sich eher auf den freien

22 Weiteres siehe: Schiffer, E. & H.: LernGesundheit. Lebensfreude und Lernfreude in der Schule und anderswo. Weinheim und Basel: Beltz 2004

Nachmittag und außerschulische Aktivitäten. Diese lustlose Haltung ist dann spiegelbildlich zu der der SchülerInnen. Darüber hinaus kann diese Distanz, wenn sie mit einer besonderen Enttäuschung und Kränkung einhergeht, zu einem mehr oder minder subtilen Sadismus einzelnen Schülern oder auch ganzen Klassen gegenüber führen. Gelegentlich wird auch ein regelrechter »Rambo-Stil« praktiziert. Begründet wird ein solcher Sadismus mit scheinbar unangreifbaren Formeln wie: »Die Schüler sollen im Fachunterricht auf die Anforderungen des Abiturs vorbereitet werden«, oder: »Das schreiben die Richtlinien vor, und wer das nicht begreift, hat auf dem Gymnasium nichts zu suchen«, usw.

- Dies fördert wieder die destruktive Gegengemeinschaft der SchülerInnen. Der Knoten zieht sich enger zu.
- Die beiden entscheidenden Beziehungsmomente für das Lernen – die Holding-Function der Klassengemeinschaft und »das Lernen für den Lehrer bzw. die Lehrerin«, d. h. das identifikatorische Moment – fallen in der Regel spätestens nach der Grundschule weg.
- Schüler wie Markus (siehe Kapitel XII) haben in einer solch angespannten Atmosphäre kaum noch Chancen, mit den eigenen Spannungen, die sie bereits in den Unterricht mitbringen, leben zu können.

Als symptomatisch für die hohe Frustrationsspannung an den Schulen kann auch das Essverhalten der Schüler während der Schulzeit angesehen werden: »Es bedarf oft größter Anstrengungen« – so ein Berufsschullehrer – »Schüler während des Unterrichtes vom Essen abzuhalten. Einige SchülerInnen können ohne Essen, Trinken bzw. Rauchen über 90 Minuten nicht existieren.«

Anlässlich einer Fachtagung der Landeszentrale für Gesundheitserziehung mit 300 Lehrern aller Schultypen zum Thema »Schulfrühstück« wurde unter anderem Folgendes deutlich:

- »Dröhnungen« in Form von Schokoladenriegeln, Fastfood und Cola als Pausenfrühstück sollen über eine intensive und rasch verfügbare Eigenstimulation durch die Nahrungsaufnahme die Frustrationsspannungen lösen.
- Die Welt der Schule heute ist oft die Welt der Kinder in Michael Endes »Momo« unter der Herrschaft der Grauen Herren. Der Hunger auf eine Dröhnung, die die Leere und Identitätslosigkeit sowie die Selbstwertproblematik und Frustrationsspannungen übertönen soll, erscheint als verständlich.
- Ebendieser Hunger auf eine Dröhnung stellt dann in einer weiteren Steigerungsform den Hintergrund von »Hungerkrankheiten« dar, wie der Ess-Brech-Sucht, der Spielsucht, den Null-Bock-Syndromen und den Drogen- und Alkoholsüchten bei Jugendlichen. Das sind Krankheiten, die in den letzten Jahren immer mehr klinisch-therapeutischen Aufwand erfordert haben.

Dies galt schon Mitte der Achtzigerjahre. Gut 15 Jahre später zeigte sich mit dem »Koma-Saufen« ein weiteres – gefährliches – Symptom. Der motivationale Hintergrund hierfür ist vielschichtig. Neben den eben genannten Momenten finden sich auch eine »Lust am Risiko« sowie ein damit in der Gruppe aufgewertetes Selbstwerterleben.

Aus dem bisher Angeführten lassen sich nun als Fazit zwei Hauptforderungen ableiten:

1. Ausgleich des Mangels an sinnenhafter Erfahrung (»synästhetisches Defizit«) insbesondere über die konkretisierbaren Einwirkungsmöglichkeiten der Schule.
   - Kritik und Drosselung des Fernseh- und DVD-Konsums in Unterricht und Elternhaus, kein Ersatzunterricht durch Video.
   - Gestalten im Unterricht mit den verschiedensten Materialien.
   - Verknüpfung z. B. von Musik, Bewegung und Gestaltung.
   - Projekte: Salat pflanzen, gießen, jäten, Salat ernten, putzen, waschen, würzen ...
   - oder: auch bei dem Brotbacken gelegentlich nicht erst mit dem fertigen Mehl anfangen.
   - Auch in der Mittel- und Oberstufe neben den Paukfächern Freiraum für eigenes Gestalten. Keine kahlen Klassenräume!
   - Im Kunstunterricht Vermittlung einer lebendigen Kunst entsprechend der Konzeption der Jugendkunstschulen oder der Museumspädagogik. Kein normierender Kunstunterricht.
2. Kritische Reflexion des Leistungsideals und der Unterrichtsgestaltung durch Lehrerschaft und Eltern.
   - Vorschulerziehung als Freiraum für Spiel und gestaltende Kreativität (ohne Wettbewerb) und als Ort sozialen Lernens.

- In den kreativen Fächern (Kunst, Werken, Musik, Sport) eine »ästhetische Erziehung« statt Leistungsdruck. Insbesondere in den Grundschulklassen keine Benotungen in diesen Fächern. Ästhetik als Lehre des Eindrucks und gestaltenden Ausdrucks.
- Insbesondere im Sport mehr Reflexion auf einen beseelten Leib als auf einen durch Techniken ausplünderbaren Körper.
- Keine Angst vor den Vorschlägen der SchülerInnen nicht nur in den Projektwochen.
- Pflege der Holding-Function in den Gruppen/Klassen bei regelmäßigen Aktionen, in denen der Prozess mehr als das Produkt im Vordergrund steht. Zum Beispiel: Spiel, Gymnastik, Diskussionen in Arbeitsgemeinschaften.
- Reflexion des verinnerlichten Leistungsideals als Selbstideal und Identitätsprothese der Lehrerschaft sowie Reflexion des gesellschaftlichen Auftrages zur »Produktion von Tüchtigkeit«. Hierfür sind insbesondere die Balint-Gruppen geeignet.
- Mehr als 20 Schüler in einer Klasse, mit denen die LehrerInnen »fertigwerden müssen«, sind zu viel. Hier bleibt kein Raum für Synästhesieentfaltung[23], die Disziplinierung der SchülerInnen steht im Vordergrund.

3. Ermutigung der Lehrkräfte zu einer *reflektierten Intuition* jenseits von Unterrichtsplänen. Vermöge derer können sie unmittelbar erfassen, was für einen einzelnen Schüler oder die ganze Klasse im Augenblick wichtig ist. Das

23 Siehe auch Anhang »Synästhesie«.

Aufgreifen dessen kann *Augenblicke der Begegnung* mit hoher Intensität des Wahrgenommenwerdens seitens der Schüler ermöglichen.
Grundlage dessen ist das implizite Beziehungswissen, das sich im gemeinsamen schöpferischen Gestalten aktualisieren kann. Zum Beispiel indem die Lehrkräfte – wie sonst ihre Schüler – ein gemeinsames großes Bild malen oder gemeinsam töpfern, singen, tanzen… In einer Balint-Gruppe für Lehrer können dann intuitiv gestaltete Unterrichtspassagen vorgestellt und *ohne Wertung* reflektiert werden. Sinnvoll erscheint dabei, dass die Balint-Gruppe sich nicht vorwiegend aus dem eigenen Kollegium zusammensetzt, sondern die Teilnehmer aus verschiedenen Schulen kommen.[24]

In der Balint-Gruppenarbeit können die LehrerInnen über die Reflexion der eigenen Intuition hinaus auch etwas über die Motive für die wechselseitigen Entwertungen und Diffamierungen zwischen Schülern und Lehrerschaft erfahren. Die Hintergründe für das eigene Verhalten – auch in der Abhängigkeit von den KollegInnen und Eltern – können beleuchtet und durchschaut werden. Hilfreich sind dabei für die LehrerInnen auch die »Holding-Function« der Gruppe sowie das Erleben, dass die Kollegen/Kolleginnen auch mit gleichen Schwierigkeiten zu kämpfen haben. Auf diese Weise kann das Funktionsideal des Lehrers korrigiert werden, das immer noch an dem des unbesiegbaren pädagogischen Einzelkämpfers orientiert ist. Allzu schnell macht ein sol-

24 Weiteres hierzu siehe bei Schiffer, E.: Warum Tausendfüßler keine Vorschriften brauchen. Intuition. Wege aus einer normierten Lebenswelt. Weinheim und Basel: Beltz 2008.

ches Einzelkämpferideal den Lehrer zum »Loser« oder zum Rambo.[25]

Gerade mit der Balint-Gruppenarbeit zeigt sich in der bürgerkriegsähnlichen Schulatmosphäre die konkrete Chance, etwas zum Frieden beizutragen. Ein Unterbrechen des Teufelskreises wechselseitiger Feindrollenzuschreibung und eine Reflexion des gesellschaftlichen Auftrages zur Produktion von Leistung und Tüchtigkeit könnten neben vielen anderen positiven Auswirkungen sich auch als wertvolles Instrument zur Suchtvorbeugung erweisen.

Wenn Lehrer etwas für sich tun, zum Beispiel ihre eigenen Aggressionen besser erkennen und die ihrer SchülerInnen besser orten können, dann tun sie etwas zur Suchtvorbeugung der SchülerInnen. So verkürzt mag der Satz etwas merkwürdig klingen. Wir wollen dies als Einstieg in das letzte Kapitel nehmen.

25 Unsere Mitarbeiterin Dipl.-Päd. Sabine Hinz leitete über Jahre Balint-Gruppen mit LehrerInnen, darunter sind auch ehemalige Patienten von uns. Die positiven Erfahrungen, die sie darin sammeln konnte, entsprechen denen, die im Rahmen der Psychosomatischen Grundversorgung mit Ärztinnen und Ärzten gemacht werden konnten.

· XV ·

Jagd auf die Mutter oder »Wer hat Schuld«?

»Wenn alles von der Mutter kommt, ist die Mutter für das Kind immer auch Urheber dieser schlechten Erfahrungen. Damit wird sie aber auch zur Schuldigen, der der Verlust des rückschauend zum Idealzustand erhöhten ›Kindheitsparadieses‹ angelastet wird. Im günstigen Falle wird das Kind die vorgefundenen Begrenzungen allmählich akzeptieren, die narzisstische Illusion verabschieden und dabei auch zu einer realistischeren Sicht der Mutter gelangen. Wo an der narzisstischen Illusion festgehalten wird, muss dagegen ein Sündenbock festgeschrieben werden.«

Christa Rohde-Dachser

Als ich Bettinas Mutter in mein Sprechzimmer hereingeholt hatte, saß diese mir und ihrer Tochter mit einem ausgesprochen schlechten Gewissen gegenüber. Bettina, 17 Jahre alt, litt seit zwei Jahren an einer Ess-Brech-Sucht (Bulimie) und hatte sich heute zum ersten Mal ambulant vorgestellt. Insbesondere unter Anspannung, Enttäuschung und Konflikten mit den Eltern kam es bei ihr bis zu fünfmal am Tage zu Ess-Brech-Attacken. Aufgrund der Massivität des

Krankheitsbildes wollte ich auch der Mutter vorschlagen, dass Bettina erst einmal für einige Wochen stationär zu uns zur Therapie kommen sollte.

Bettina war Einzelkind und bedeutete für die Eltern, wie die Mutter sagte, »alles«. »Aber irgendetwas muss ich falsch gemacht haben«, seufzte die Mutter und sah schuldbeladen auf den Boden. Sie hatte von Alice Miller »Das Drama des begabten Kindes« gelesen. Danach habe sie nächtelang nicht schlafen können. Mit ihrem Mann sei darüber kein Gespräch möglich gewesen. Der habe nur etwas von »härter durchgreifen« gemurmelt. Aber gut gehe es ihm dabei nicht, das wisse sie sehr genau.

Wichtig war in diesem Augenblick, Bettinas Mutter zu vermitteln, dass es nicht darum gehe, einen Schuldigen zu suchen, sozusagen das Schwarze-Peter-Spiel zu spielen, sondern zu sehen, wie gemeinsam etwas geändert werden könnte. Gefragt werde nach der jeweils möglichen Kompetenz, etwas zu tun. Es sei meine Überzeugung, dass 99,9 % aller Mütter das Beste für ihre Kinder wollten und auch das täten, was hierzu in ihren Kräften stünde. Perfekte Eltern gebe es nicht. Auch Therapeuten und Therapeutinnen als Eltern seien nicht perfekt. Bettinas Mutter atmete sichtlich auf.

In der Therapie entwickelte Bettina allerdings eine mächtige Wut auf ihre Mutter, die sich dann auch in den gemeinsamen Gesprächen zusammen mit den Eltern zeigte. Bettina konnte sich dabei mit ihren Eltern ganz gut »fetzen«. Im Wesentlichen ging es um die Bevormundung, die Bettina erlebt hatte und die sie jetzt insbesondere an den Terminen, zu denen sie nachts bzw. morgens zu Hause sein sollte, der elterlichen Kritik an ihrer Kleidung, Ordnung, ihrem schulischen Fleiß usw. festmachte. Wichtig war in den Einzelgesprächen mit Bettina, die den Familiengesprächen vorausgingen, ihr diese Wut nicht auszureden, sondern sie gelten zu lassen. So wie es Bettina schilderte, hatte die Mutter in der Tat erheblichen Einfluss auf die Lebensgestaltung der Tochter genommen.

Also hatte Bettinas Mutter doch Schuld an der Ess-Brech-Sucht ihrer Tochter?

An solch einer Stelle denke ich oft an die Mütter, die jetzt schon über drei Generationen eine abgewehrte oder abgekapselte Angst mit sich herumtragen bzw. -trugen. Gerade weil diese Angst dem reflektierenden Bewusstsein nicht zugänglich ist, wurde sie implizit von Generation zu Generation sozial weitervererbt. Diese Angst musste von der ersten Müttergeneration, nämlich der, die im Krieg und auf der Flucht ihre Kinder bekam, so weit als möglich abgewehrt werden. Dies war zwingend notwendig, um fürs Überleben handlungsfähig zu bleiben. Und die Abwehr ging zumeist mit einer barschen, ungeduldigen Kontrolle der Kinder einher. Um des Überlebens willen waren Widerspruch und Eigensinn nicht möglich. Auch wenn das, was es zu essen gab – wenn es denn etwas gab – nicht schmeckte. Erst in der dritten Generation »blasste« die implizit vermittelte »Angstkopie« so weit ab, dass lebenspraktischer Widerspruch und Eigensinn auch im familiären Alltag ansatzweise möglich wurden, ohne die Beziehung radikal in Frage zu stellen. Der Widerspruch der »Achtundsechziger« hingegen (– so notwendig er war –) stellte weitgehend nur eine Verneinung austauschbarer elterlicher Werthaltungen und Ideologien dar. Vermittelt wurde diese Verneinung aber mit einer Unduldsamkeit, die sich von der der Eltern oftmals kaum unterschied.

In dieses »Vererbungsschema« speisten sich auch noch zusätzliche Momente mit ein: die Verarbeitungsweisen von Schuld- und Schamgefühlen nach der moralischen Katastrophe der Nazizeit und der militärischen Niederlage sowie die darauffolgenden Ängste vor einem Atomkrieg. Aber auch hierbei galt, dass ein starkes Kohärenzgefühl half und hilft, Ängste, Scham und Schuldgefühle ohne massive Verpanzerungen anzunehmen.

Bettinas Mutter war allerdings ein Kriegskind ohne ein starkes Kohärenzgefühl.

Dass bei dieser Mutter, die in ihrer Not für viele andere Mütter stehen mag, nicht von persönlicher Schuld gesprochen werden kann, ist augenscheinlich. Die entscheidenden Motive ihres Handelns und ihres Verhaltens ihren Kindern gegenüber waren ihr, aufgrund der wortlosen »Vererbung« der Ängste an sie selbst, nicht zugänglich, das heißt nicht bewusst.

»Dann müssten also alle Frauen, die gute Mütter werden wollen, erst eine Therapie machen …?«, fragte mich meine Frau, nachdem sie seinerzeit Alice Millers Buch »Das Drama des begabten Kindes« gelesen hatte.

Tatsächlich wäre dies die Konsequenz, wenn man dem folgte, was an Verantwortung für das Gelingen eines Menschenlebens insbesondere auch von psychoanalytischen AutorInnen den Müttern zugeschoben wird.

In Donald W. Winnicotts sonst so brillantem Buch »Vom Spiel zur Kreativität« (1971), in dem dieser die Bedeutung des Spiels für die gesunde kindliche Entwicklung beschreibt, taucht bereits auf Seite 20 die Formulierung von der »genügend guten Mutter« (good enough mother) auf. Und eben diese »genügend gute Mutter« kann alles und ist für alles verantwortlich. Erst auf Seite 156 wird dies andeutungsweise relativiert, und auf Seite 159 taucht – immerhin – in einigen Sätzen der Vater auf. »... die gewaltigen Veränderungen, die sich im Laufe der letzten 50 Jahre in Bezug auf die Bedeutung fördernder mütterlicher Fürsorge vollzogen haben. Dabei denke ich zwar auch an die Väter; die Väter müssen mir jedoch den Begriff mütterlich für die Beschreibung der entscheidenden Einstellung gegenüber den Kleinkindern und der kindlichen Erziehung gestatten. Der Begriff ›väterlich‹ hat wohl erst etwas später seine Bedeutung als der [Begriff] ›mütterlich‹. Erst mit der Zeit wird der Vater als Mann ein wesentlicher Faktor.«

Im Stichwortverzeichnis des Buches tauchen »Vater« und »väterlich« insgesamt viermal auf. »Mutter« und »mütterlich« dreiundsiebzigmal.

Die Mutter ist für alles in der Erziehung des (Klein-)Kindes verantwortlich. Und wenn etwas danebengeht, dann hat sie auch Schuld, diese Sicht kann man Donald W. Winnicott getrost unterstellen.

Im Folgenden geht es darum, diese Sicht zu kritisieren und die Mütter von der Alleinverantwortung für das Gelingen der Erziehung zu befreien. Gemeint ist damit eine Solidarität aller im »mütterlichen Handeln«, das sehr wohl auch von den Vätern verwirklicht werden kann.

Zunächst gehen wir jedoch folgender Frage nach:

»Wie konnte die fatale Theorie zur Alleinverantwortung der Mutter entstehen?«

Christa Rohde-Dachser vermutet, dass die »für alles verantwortliche Mutter«, die kritiklos in den psychoanalytischen Theorien gehandelt werde, eine überdauernde Sichtweise des (männlichen) Kleinkindes im Erwachsenenalter darstelle.

Diese Sichtweise mit Allmachtserwartungen an die Mutter sei unbewusst in die psychoanalytische Theorie hineintransportiert worden, um dort zu »überwintern«, und ihre kindliche Herkunft sei bis heute unbemerkt geblieben.

Die – vorzugsweise männlichen – Autoren psychoanalytischer Theorien hätten auf diese Weise ihre eigenen überdauernden kindlichen Erwartungen im Sinne von Omnipotenzphantasien nachträglich mit ihren Theoriebildungen »gerechtfertigt«.

Solche unbewussten und damit nicht reflektierbaren Erwartungshaltungen an eine unerschöpfbare Mutter seien auch grundlegend für konservativ-patriarchalische Weltanschauungen.

Werde eine »durchschnittliche« Mutter an solchen überdauernden kindlichen Erwartungshaltungen gemessen, so müsse sie zwangsläufig versagen und damit auch schuldig werden.

Der Schuldspruch des Erwachsenen gleicht dann in seinen grundlegenden Maßstäben, Motiven und Erwartungen dem Urteil eines Kleinkindes. Und gerade ein solches Urteil wird als unumstößliche Norm sowohl in Therapeutenzirkeln – die sich selbst als fortschrittlich verstehen – als auch konservativ-patriarchalischen Kreisen festgeschrieben.

Bemerkenswert erscheint, dass der grundlegende Inhalt des Urteils – die frühkindliche Erwartungshaltung an die

Mutter – dann auch die Art und Weise des *Urteilens selbst* bestimmt.

Die Art und Weise des moralischen Urteilens als Gewissensfunktion bleibt nämlich ebenfalls auf frühkindlichem Niveau stehen. Es bildet sich dann ein Gewissen heraus, für das zumindest bei bestimmten Themen nur ein »alles oder nichts« gilt.

Ein solches Gewissen unterscheidet auch nicht zwischen Taten und Gedanken. Letzteres meint, dass Phantasien eine gleiche innere Bewertung erfahren wie vollzogene Realhandlungen. Tatsächlich fordert dann ein solches Gewissen Buße für Sünden *in Gedanken,* Worten und Werken. Es gibt auch keinen Dialog mit diesem richtenden Gewissen. Man könnte daher ein solches Gewissen beim Erwachsenen ein diktatorisches Gewissen nennen. Dieses hat mitunter die Qualität eines Großinquisitors.

Zu unterscheiden ist das diktatorische Gewissen von einem personalen Gewissen. Letzteres hat die kindliche Perspektive der Allmachtserwartungen überwunden und kennt auch den inneren und äußeren Dialog. Es lässt das »ja, aber« gelten und weiß zwischen Taten und Phantasien zu unterscheiden. Ein solches Gewissen, gleich ob von Frauen oder Männern verinnerlicht, kann auch die nicht immer zulängliche Mutter in ihren Bemühungen gelten lassen, ohne sie zu verurteilen oder ohne dass sie sich selber verurteilt.

Dies kann aber nur gelingen, wenn für die Erwachsenen deutlich (und die heranwachsenden Kinder vermittelbar) wird, wie bedroht »mütterliches Handeln« heute ist – gleichgültig, ob dieses Handeln von der Frau oder vom Mann konkretisiert wird:

- Mütterliches Handeln schließt immer schon den Transport gesellschaftlicher Bedrohung und Zerrissenheit mit ein.
- Mütterliches Handeln muss immer auch im Hinblick auf die Erschöpfbarkeit und Unterstützungsbedürftigkeit der Handelnden gesehen werden.
- Mütterliches Handeln ist also nicht nur Handeln einer oder eines Einzelnen, sondern meint in der Regel immer noch zunächst die Solidarität zweier und dann die Solidarität vieler.
- Mütterliches Handeln meint so auch gesellschaftliche Fürsorge.

Ist damit die Frage nach der persönlichen Schuld der Mutter abgeschafft oder letztlich auf die »gesellschaftlichen Verhältnisse« abgewälzt?

In unseren bisherigen Überlegungen wurden Schuld und Schuldgefühle der Mutter bei der Erkrankung ihres Kindes als etwas betrachtet, von dem die Mutter »erlöst« werden sollte.

Unbeschadet dessen gilt, dass die Möglichkeit, schuldig zu werden und Schuldgefühle zu erleben, einer Grundgegebenheit menschlicher Existenz entspricht.

Da menschliches Handeln nicht, zum Beispiel durch Instinkte, ausreichend gesichert, das heißt vorherbestimmt ist, ist der Mensch in der Wahl seiner Handlungsmöglichkeiten zunächst grundsätzlich frei. Diese Grundannahme menschlicher Freiheit meint dann auch die Möglichkeit, falsch zu handeln und damit schuldig werden zu können. Umgekehrt schlösse die Unmöglichkeit, falsch zu handeln, wenn alles vorherbestimmt wäre, auch die Grundannahme menschlicher Freiheit aus.

Wenn die Möglichkeit, schuldig zu werden, und Freiheit zusammengehören, dann bedeutet das Erleben von Schuld, etwas schuldig geblieben zu sein, in einem konstruktiven Sinn eine Aufforderung, anders als bislang zu handeln. Insofern ist Einsicht in Schuld einschließlich der dazugehörigen Schuldgefühle für das menschliche (Zusammen-) Leben unabdingbar.

Die Auseinandersetzung mit dem Schuldproblem hat sich in unserem Kulturbereich im Wesentlichen vor dem Hintergrund der christlichen Rede von Schuld und Gewissen vollzogen. Die Eigenart des Gewissens bestimmt darüber, ob Schuldigwerden und Schuldgefühle – diese eben als Folge und Ausdruck menschlicher Freiheit – konstruktiv oder destruktiv verarbeitet werden.

Ein personales Gewissen weiß um die nur relative Freiheit des Menschen, so zu handeln, wie es seinem Idealentwurf entspricht. Ein diktatorisches Gewissen hingegen stellt Forderungen, die nur von einem Übermenschen erfüllt werden könnten, das heißt von einer omnipotenten Mutter. Ein solches Gewissen ist schwer zu ertragen, da es ständig beweist, dass die Forderungen, die von ihm gestellt werden, nicht erfüllt werden können.

Unter solch einem Gewissen muss dann auch ein Therapeut leiden, der sich den oben angeführten Theorien verschrieben hat. Denn als »Folgemutter« muss er schuldig werden, wenn er in seinen eigenen Augen oder in den Augen der Patienten bzw. von deren Angehörigen versagt.

Das Aufdecken des zeitverschobenen kindlichen Omnipotenzanspruches im diktatorischen Gewissen des Erwachsenen bedeutet die Chance für ein personales Gewissen, durch das die Frage nach der Schuld bei Erkrankung aufgehoben wird:

- Die Anerkenntnis der Unzulänglichkeit und nur relativen Freiheit des Menschen setzt die Schuldfrage außer Kraft, dies insbesondere im Hinblick auf Demütigung und Strafe.
- Die Sicht auf die Unvollständigkeit des Handelns ohne Strafandrohung verbessert die Chance, die eigene Kompetenz und die freie Entscheidung für die Kompetenz zu konkretisieren.
- Erprobung und Erfahrung eigener Kompetenz wirken als Stimulus für weitere Wandlung und Reifung.

Also spielt es keine Rolle, was mit den Kindern geschieht, wenn deren Mütter nicht perfekt sind?

Nein, zur Wandlung und Reifung gehört auch die schon erwähnte Solidarität mit all denen, die mütterlich handeln oder mütterlich handeln *wollen*. Das sind dann in der Tat gesellschaftliche Forderungen, die auch als konkrete Forderungen an die Mitglieder der Stadt-, Kreis- und Landesparlamente sowie an die Mitglieder des Bundestages gerichtet werden können. Dabei gilt es zu erkennen, dass diese gerade im Hinblick auf Suchtvorbeugung sich gerne mit Scheindebatten beschäftigen, wodurch andere relevante Forderungen übertönt bzw. gar nicht erst vorgebracht werden können.

Für das allgemeine Elend der Sucht wird es vielleicht ziemlich gleichgültig sein, ob weiche Drogen freigegeben werden oder nicht, ob Methadonprogramme stattfinden oder nicht, ob hundert oder zweihundert Spezialeinheiten der Polizei die Dealer jagen oder nicht. Entscheidender wird die Solidarität mit dem »mütterlichen Handeln« sein.

Diese Solidarität wird sich z. B. zeigen an

- der Zahl und der Qualität der Kindergärten und Krippen, in denen sinnenhaft und frei, das heißt ohne Leistungserwartungen, gespielt werden kann.
- Straßen, Plätzen (und nicht nur vereinzelten Abenteuerspielplätzen als Alibi), auf denen sich die Kinder frei entfalten können. Das hat auch etwas mit der Geschwindigkeit der Autos zu tun, die sich in unseren Stadtgebieten (und nicht nur in den reinen Wohngebieten) bewegen.
- alkoholfreien Jugendcafés oder anderen von legalen Drogeneinwirkungen und Spielautomaten freien Treffpunkten für Jugendliche.

Die Augen vor erkannten Not-Wendigkeiten zu verschließen bedeutet dann in der Tat in einer destruktiven Form, etwas schuldig zu bleiben.

Umgekehrt bedeuten das Erkennen und Wahrnehmen der jeweils eigenen Kompetenz – das heißt meiner Kompetenz, in welchem Umfange auch immer – die entscheidende Tat. Diese wird sich auch nicht in bloßen Forderungen an die Politiker erschöpfen. Vielmehr wird die wahrgenommene eigene Kompetenz an dem Satz »Die da oben werden's schon richten« erheblich zweifeln lassen und zu zivilem Ungehorsam herausfordern.

Beispielhaft sei hier das Engagement Hamburger Bürgerinnen und Bürger anlässlich des schrecklichen Todes eines neunjährigen Kindes auf der Stresemannstraße genannt. Das Kind hatte bei Grün die verkehrsreiche Straße überqueren wollen und war dabei von einem Lastwagen, dessen Fahrer die Ampel übersehen hatte, überrollt worden. Der Protest der Eltern mit Straßenblockaden für ihre Kinder, für ein menschenwürdiges Leben auch auf der Stresemannstraße, für Tempolimit und Verkehrseinschränkung wurde auch dann noch fortgesetzt, als etliche Demonstrationsteilnehmer strafrechtlich verfolgt worden waren.

Zeitgemäße Solidarität mit mütterlicher Fürsorge und mütterlichem Handeln konkretisierte sich hier in zivilem Ungehorsam.

Es gibt noch viel Ungehorsam zu lernen!

Epilog und Danksagung

Das Schlusswort soll eine Schlussfrage sein.

Wie, liebe Leserin und lieber Leser, käme Huckleberry Finn wohl heute zurecht?

Huckleberry Finn ist zusammen mit dem Negersklaven Jim auf der Flucht vor den Gesetzen, Konventionen und Krallen der amerikanischen Südstaatler-Gesellschaft. Ihr Floß wird symbolisch verdichtet zum Freiraum und Fluchtort. Auf ihrer Fahrt in eine immer wieder erträumte bessere Welt finden sie Helfer und »ökologische« Nischen, das heißt geeignete Freiräume zum Überleben.

Auf dem Rhein zwischen Köln und Düsseldorf hätte Huckleberry Finn heute wohl kaum eine Chance.

Aber vielleicht gibt es doch in der Erinnerung an die Möglichkeit des Huckleberry Finn in uns selbst zeitentsprechende Freiräume und Helfer ...

Wenn Sie, liebe Leserin und lieber Leser, von solchen Freiräumen, Helfern und Helferinnen wissen sollten, dann schreiben Sie mir doch – eine kurze Mitteilung genügt.

Auf meiner Floßfahrt mit den Gedanken zu diesem Buch fand ich auch viele Freunde und Helfer, denen ich großen Dank schulde.

Heidrun Schiffer, meine Frau, begleitete mich auf der ganzen Strecke mit anregenden und phantasievollen Gesprächen.

Den Kampf mit dem »Textdrachen« am Computer besorgten Sylvia Linnemann und Karin Bosse mit Sorgfalt und Verständnis für das Chaos, das mitunter bei solch einer Floßfahrt entsteht. Dank gilt Rainer Hertzfeld und Franz Lange sowie Jan-Reent Schiffer für die liebenswürdige technische Hilfe beim Experimentieren mit Form und Sprache des Buches. Ebenso auch Volker von Courbire und Alexander Pey für Rückhalt und Ermutigung, die kommunikativen Möglichkeiten des Mediums Buch zu erproben.

Kritische Lektüre des Gesamtmanuskriptes, anregende Diskussion und ergänzende wertvolle Hinweise verdanke ich Hans-Gerd Engelhardt, Essen-Kettwig, Ilona Gollenbeck, Quakenbrück, Hans-Dieter Smekal, Theene/Aurich, sowie Rudolf Süßke, Quakenbrück, und Helgard und Ulrich Weiss, Lengerich/Westfalen. Es war eine gute Rauferei.

Anhang

1. Gottes-Kindschaftsverhältnis

Damit ist keine romantische Idylle angesprochen. (Der Blick der Aufklärung auf das »dunkle Mittelalter« wie der der Romantik auf die »heile Welt« bilden zusammen eine falsche Alternative.) Hier ist lediglich gemeint, dass es ein »geschlossenes Weltbild« gab, in dem alle Dinge, jedes Tun und Leiden ihren Sinn, das heißt (Interpretations-)Ort hatten und sei es in apokalyptischen Vorstellungen. Das Gefühl völliger Sinn-Losigkeit, in einen erklärbaren, aber sinnfreien Kosmos gestellt zu sein, ohne vorgegebenen Halt, ist dagegen erst eine zutiefst moderne Erfahrung. Etwas davon erkannte die Romantik in ihrem Zweifel an der »rationalistischen Entzauberung der Natur«, was sie mit einem Rückgriff auf eine vermeintlich heile Welt auszugleichen versuchte.

Die Kehrseite des tragenden Weltbezuges, in dem alles seinen vorgegebenen Platz hatte, war ein hohes Maß an Schuldzuweisung. Krankheit, Hungersnöte und individuelles Versagen schienen eine Strafe Gottes für sündhaftes Leben.

2. Holding-Function

Ein Begriff aus der Psychotherapie. Damit ist die haltende, tragende Beziehung, zum Beispiel einer therapeutischen Gruppe, gemeint, in der sich die einzelnen Mitglieder geborgen wissen. Verglichen wird diese tragende Beziehung mit einer guten Beziehung zur Mutter oder zur Familie.

3. Künstler und Leistungserwartung

Mit dem Entdecken eigener Fähigkeiten und Begabungen steigt auch die eigenmotivierte Leistungsbereitschaft, die »überdauernde Kulturgüter« ermöglicht(e). Von daher ist Leistungserwartung auch von außen nicht grundsätzlich nur negativ zu verstehen. Entscheidend ist, in welchem Lebensalter bzw. Lebensabschnitt und in welcher Dosierung die Leistungserwartung auf den Künstler einwirkt. Zu hoch und zu früh wirkt sie wie ein Gift, zeitgerecht in der richtigen Dosierung kann sie ein Stimulans abgeben.

4. Kohärenzgefühl

Der Ursprung des Kohärenzgefühles liegt für jeden Einzelnen in dessen sozialen Beziehungserfahrungen. Für viele Menschen bleiben gute, auch in die aktuelle Gegenwart hereinreichende Beziehungen – in der Familie, im Freundeskreis, im Betrieb … – entscheidend für die Stabilität des Kohärenzgefühles. Das Kohärenz*gefühl* meint eine Grundstimmung oder Grundsicherheit, innerlich Halt zu haben, zusammengehalten zu werden, nicht zu zerbrechen und gleichzeitig auch äußeren Halt und äußere Unterstützung zu finden. Der Kohärenz*sinn* beschreibt eine mit diesem Gefühl einhergehende und an gedankliche Aktivitäten geknüpfte Weltsicht: Meine Welt ist verständlich, stimmig, geordnet; auch Probleme und Belastungen, die ich erlebe, kann ich in einem größeren Zusammenhang begreifen *(Dimension der Verstehbarkeit)*. Das Leben stellt mir Aufgaben, die ich lösen kann. Ich verfüge auch über innere und äußere Ressourcen, die ich, um mein Leben zu meistern, einsetzen kann *(Dimension der Handhabbarkeit)*. Für meine Lebensführung ist Anstrengung sinnvoll. Es gibt Ziele und Projekte, für die es sich zu engagieren lohnt *(Sinndimension)*.

Das Kohärenzgefühl eines Einzelnen *kann* so stark sein wie z. B. bei Dietrich Bonhoeffer, der auch auf sich allein gestellt im Gefängnis nicht zerbrach. Sein Kohärenzgefühl speiste sich im Wesentlichen aus verinnerlichten Ressourcen. Gleichfalls kann sich aber auch das Kohärenzgefühl aus äußeren Ressourcen, sprich der Freundschaft, Hilfe und Zuwendung anderer speisen. Die Entstehungs- und Funktionsweise des Kohärenzgefühles ist ausdrücklich nicht auf einen Einzelkämpferstatus abgestellt, sondern schließt menschliche Solidarität ausdrücklich mit ein.

Kohärenzgefühl und Kohärenzsinn bewirken eine verminderte Lebensangst und mehr Gelassenheit bei Belastungen. Sie stellen selber keine Ressource dar, sondern eine »Globalorientierung«.

In diesem Zusammenhang einige Anmerkungen zur Entstehungsgeschichte des Konzeptes vom Kohärenzgefühl:

Im Jahre 1970 führte Antonovsky (1923 bis 1994) in Israel eine Befragung zur Gesundheit von Frauen durch, die den Schrecken und das Entsetzen von Verfolgung, Inhaftierung und Konzentrationslagern überlebt hatten. Diese Frauen waren im Kindes- und Jugendalter schwersten Traumatisierungen ausgesetzt gewesen; 71% berichteten als Folge dessen über deutliche seelische und körperliche Beeinträchtigungen ihrer Gesundheit. Dies war auch zu erwarten gewesen und daher nicht weiter verwunderlich. Was Antonovsky vielmehr beschäftigte, war die Frage, warum 29% der Frauen trotz der massiven Belastungen dennoch bei relativ guter Gesundheit waren. Diesen Wechsel in der Perspektive bezeichnete er rückblickend als die entscheidende Wende in seiner Arbeit, aus der heraus er dann auch sein Konzept vom Kohärenzgefühl entwickeln konnte.

5. Märchen

Elisabeth Lenk macht in ihrem Buch »Die unbewusste Gesellschaft« (1983) darauf aufmerksam, dass gerade auch ein Teil der grimmschen Märchensammlung von den Brüdern Grimm im Sinne einer disziplinierenden bürgerlichen Gesellschaft mehrfach umgeschrieben worden ist. Es verblüfft daher nicht, wenn in unserer Märchenrunde häufiger sehr aufsässige Phantasien zu den Märchen entwickelt werden.

6. Objekt

Die Problematik reicht heute vielerorts schon über das verstummte Objekt hinaus, indem dessen handgreifliche

Wirklichkeit in die Zeichen diverser Bildschirme, zum Beispiel auf der Intensivstation, aufgelöst wird. Das Objekt als Gegenüber verstummt nicht nur, es verschwindet aus meiner Sicht, ist nicht mehr (an)fassbar.

7. Play – Fairplay – Match

Play als Lebenswelt des Kindes meint in unserem Zusammenhang – in einem zweiten Schritt – auch den gemeinschaftsstiftenden Charakter des Spiels. Die Mitspieler verständigen sich in freier Absprache darauf, dass sie etwas von ihrer Autonomie abgeben, im vollen Sinne »zusammen spielen« und damit dem Einzelnen nicht nur Vertrauen schenken (und umgekehrt), sondern ihm auch die Entfaltung seiner Fähigkeiten ermöglichen. Daraus wird dann bei älteren Kindern und Erwachsenen »Fairplay« oder »verantwortete Autonomie«. Wer die Spielregeln, d. h. den Prozess, beachten und sichern hilft und somit dem Mitspieler – oder Gegenspieler – hilft, sich zu entfalten, wird mehr geachtet als der, der bloß den Sieg (das »Produkt«) will.

»Game« und noch mehr »match« – als Gegensatz definiert – meinen »strategisches Spiel«.

Der andere/die anderen sind Gegner, deren Aktionen meine Absicht, zu siegen, stören. Der »Gegner« wird wie ein Objekt betrachtet, dessen Verhalten ich zu meinem Vorteil »berechnen« muss/kann. Genauer: Er ist nur insofern eine Person, wie ihm Absichten, Taktik u. Ä. unterstellt werden, die ich in meine Handlungen »einbeziehe«. Der berechnende, unkommunikative Charakter meines Handelns bleibt aber bestehen.

8. Poiesis – Autopoiesis

Der hier verwendete Begriff des Poietischen (sprich: Peu-(j)e-tischen) meint Gestaltung, individuelle Hervorbringung eines Werkes (Bilder, Tonarbeit, Phantasien zu einer Geschichte u. a.).

Er weiß sich in großer Nähe zur Poesie (frz. Abwandlung). Ursprünglich ging es in der Antike um die Selbsthervorbringung der Natur (physis), zum Beispiel die Entfaltung der Pflanze vom Samenkorn her, über die Blüte zur Frucht bis zum Vergehen, das einen neuen Anfang bedeutet. Die Betonung liegt auf der vollen Gestalt in den einzelnen Phasen, das heißt, es gehört auch das Blühen als ausgezeichnete Selbstdarstellung der Pflanze dazu.

Die Poiesis des Menschen hieß in der Antike »techne«, die noch Handwerk und Kunst umfasste. Sie ist keine Selbsthervorbringung, sondern auf die »Zwiesprache« mit dem Material (Geeignetheit und Widerständigkeit) angewiesen. Dem modernen Begriff der Technik fehlt der Bezug zur Erscheinungs- und Erfahrungsvielfalt der Natur. Heute geht es nur noch um Konstruktion, Herstellung. Und das technisch-naturwissenschaftliche Wissen erschöpft sich in Herstellungsregeln (Wissen ist Macht, weil es um das effizient Machbare geht: vgl. »Der entfremdete Hunger«). Dies ist mit ein Grund, warum Poiesis in unserem Zusammenhang nichts mit der in Mode gekommenen »Theorie der Autopoiesis« (Maturana, Luhmann u. a.) zu tun hat. Obgleich Letztere sich mit den Titeln »kreativ«, »ganzheitlich« und »ökologisch« schmückt, ist sie eine radikale Version rein technischen Denkens: Erkennen ist Herstellen, alle Wirklichkeit ist Konstruktion von Systemen.

9. Schuld – Scheitern

Scheitern und Schuld gehören zusammen, bedeuten aber nicht dasselbe. Schuld ist eine ethische bzw. moralische Kategorie (theologisch Sünde), das heißt die Einordnung des Handelns in eine symbolisch-wertende Ordnung (das eigene Gewissen, Ich-Ideal, gesellschaftliche, kulturelle und religiöse Normen). Ich kann zum Beispiel in einer Prüfung scheitern, d. h. einfach: sie nicht bestehen, aber ich muss mir nicht die Schuld vor mir selbst oder den »verinnerlichten Augen der anderen« geben. Andererseits kann ich die Prüfung »gut« bestehen, aber mich schuldig fühlen, weil ich sie nicht »sehr gut« bestanden habe. Dies hat dann wieder mit einem gnadenlosen verinnerlichten Leistungsanspruch zu tun.

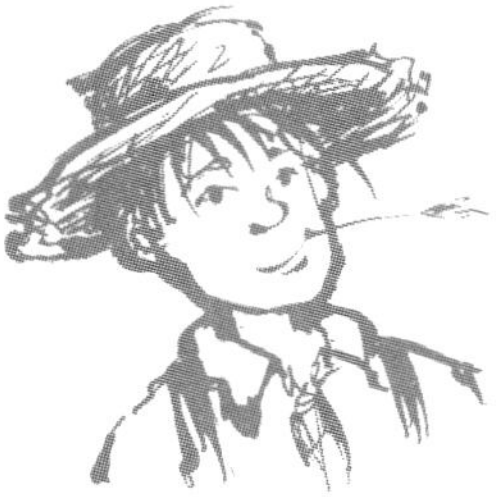

10. Sucht

Eine allgemein anerkannte Beschreibung dessen, was Sucht ausmacht, gibt es nicht. Die nunmehr zwei Jahrhunderte dauernde Suchtforschung hat zwar immer wieder auf körperliche, seelische und soziale Momente in der Suchtentstehung hingewiesen, deren Verknüpfung ist bislang jedoch noch nicht ausreichend gelungen.

Die gängigsten medizinischen Kriterienkataloge zeigen zwar definitorischen Reichtum und Scharfsinn, jedoch theoretische Armut. Die Ersetzung von »Sucht« durch »Abhängigkeit« erweist sich nur als ein weiteres Sprachspiel in der langen Reihe von Definitionsversuchen – so Hasso Spode[26]. Alte Hypothesen zeigen sich in modischen Gewändern.

Eine umfassende und zeitlos gültige Theorie bei einem Phänomen an der Schnittstelle von Seelischem und Körperlichem, von Individuum und Gesellschaft, Natur und Kultur erscheint jedoch nahezu unmöglich. In diesem Buch sollen auch nur Teilzusammenhänge beleuchtet werden, deren Kenntnis heute ein Einwirken im Sinne einer weit gefassten Vorbeugung ermöglichen könnte.

Aus dem »definitorischen Reichtum« genügen für unsere Zwecke zwei Kriterien, nämlich der »Kontrollverlust« sowie die »Abstinenzunfähigkeit«. Ersterer meint die Unfähigkeit, in einem maßvollen und »vernünftigen« Umfange, d. h. ohne Selbstzerstörung, eine Droge zu gebrauchen oder einem bestimmten Tun nachzugehen, wie z. B. Essen oder Fasten, Gewinnspielen, Arbeiten usw. Abstinenzunfähigkeit meint die Unfähigkeit, ohne Hilfestellung, sprich oft auch Bewachung durch andere, auf eine Droge zu verzichten oder eine zur Selbstzerstörung führende Handlungsweise zu unterlassen.

Sind beide Kriterien erfüllt, kann im klinischen Sinne von einer Sucht gesprochen werden, ohne dass damit jedoch etwas über deren Entstehungsweise ausgesagt ist.

Weiterhin ist für unsere Überlegungen von Interesse, wie weit eben der unvernünftige und unzweckmäßige Umgang mit sich selbst in der Sucht auch einen (misslingenden und daher destruktiven) Protest gegen die zunehmenden Anforderungen an die Vernunft und an das Zweckmäßigkeitsverhalten des Menschen in seiner gesamten Lebens-

26 in: Medizin, Mensch, Gesellschaft, 17, 108–117

sphäre darstellt. Bei solch einer Vermutung gerät jedoch eine Forschung, die mit Mitteln der Vernunft arbeitet, in Schwierigkeiten, wenn sie mit eben diesen Mitteln die unvernünftigen, aber damit nicht von Motiven und Anliegen entblößten Seiten des Menschen erfassen will.

11. Synästhesie

Damit ist das Mitschwingen jeweils anderer Sinne bei dem Ansprechen eines einzelnen Sinnes(organes) gemeint. (Wir sprechen zum Beispiel von einem Klang-Bild, obgleich wir zunächst nur Töne *hören.*) Die Vergegenwärtigung zum Beispiel früher gemachter Sinneseindrücke zeitgleich zur aktuellen Wahrnehmung bedeutet eine Bereicherung ebendieser Wahrnehmung. Das Kind, das die Schnitte mit Brombeermarmelade isst, »schmeckt« die ganze Erinnerung vom Pflücken bis zum Herstellen der Brombeermarmelade mit.

Wesentlich für die Möglichkeit der Gleichzeitigkeit bzw. Vergegenwärtigung von weiteren Sinneseindrücken, Gefühlen und Phantasien bei einem bestimmten umschriebenen Tun ist eine Welterfahrung – vorzugsweise beim Spielen erworben – mit reichhaltiger und differenzierter Sinnenerfahrung. Der Entwicklungspsychologe Piaget spricht auch vom »Raufen mit dem Objekt«.

In einem Unterricht, in dem die meiste Anstrengung auf die Disziplinierung der Schüler gelegt wird, sind kaum Synästhesieentfaltung und Synästhesieerfahrung möglich.